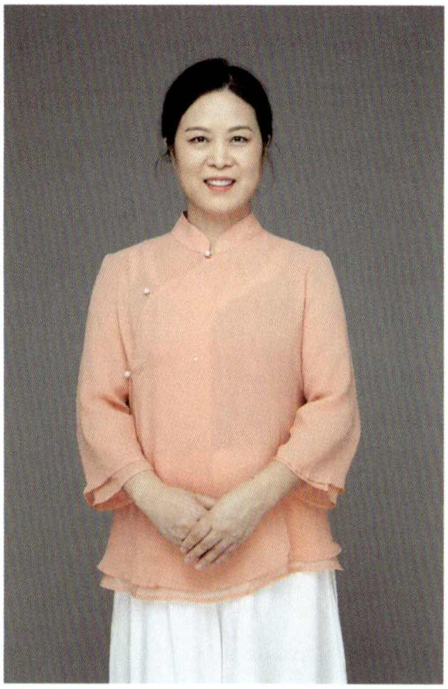

邓丽丽

广州中医药大学护理学院院长，硕士研究生导师。

中华中医药学会慢病分会常务委员、广东省中医药学会中医居家康养与管理专业委员会主任委员、广东省护理学会治未病护理专业委员会主任委员。

获 2024 年广东省五一劳动奖章，并获中国中西医结合学会、中国民族医药学会科学技术奖三等奖各 1 项，广东省优秀科技成果奖 1 项，广东医学科技奖三等奖 1 项。她还被评为广东省护理学会“十佳护理科技工作者”“岭南专科名护”。

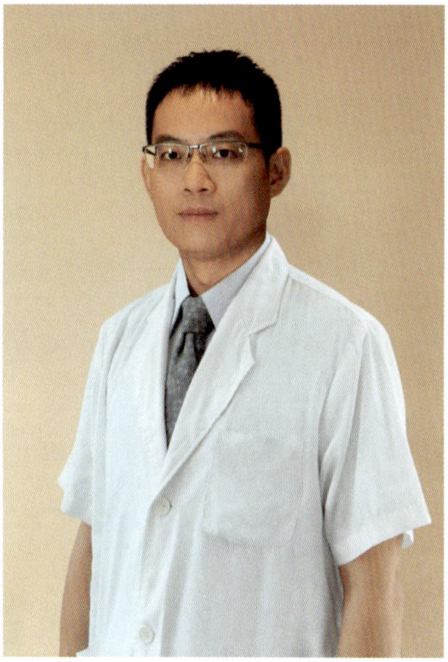

邓特伟

“邓特伟五行经络”创始人，“淡玥轩”经络学苑院长，中医针灸副主任医师。

现任广东省传统医学会五行经络专业委员会主任委员、广东省中医药学会中医特色技术应用与社区推广专业委员会副主任委员。

开创“五行经络顺时取穴系统”“十二经‘三才’辨证体系”。原创编绘《〈黄帝内经〉十二经脉图谱》，著有《2023 顺时经络养生日课》《2022 顺时经络养生日课》，主编《艾灸自然疗法一本通》，副主编《艾灸实用手册》《头皮针疗法》《中医诊疗技术感染防控手册》。

获得经络医学相关国家实用新型专利 4 项，主持省厅级医学课题 2 项，在国内核心期刊发表相关论文 10 余篇。

二十四节气顺时取穴表

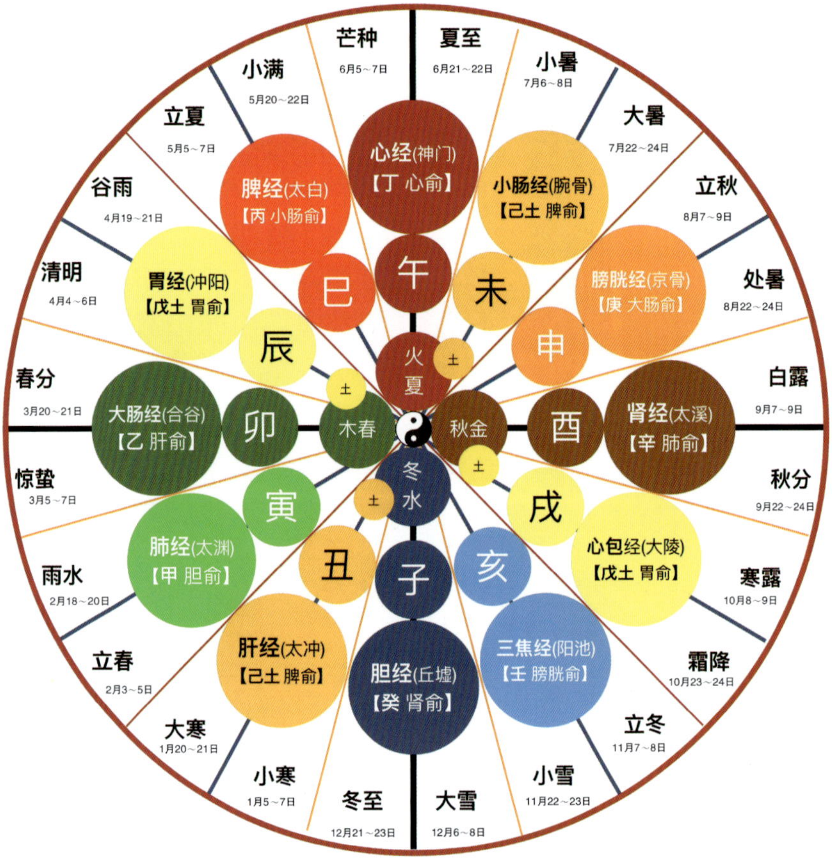

固元培根，顺时存摄；天地人合，精气神和

二十四节气固元灸

主　编：邓丽丽　邓特伟
主　审：刘旭生

科学出版社
北　京

内 容 简 介

本书共八章，将二十四节气固元灸的理论体系与临床实践经验相融合。书中涵盖了二十四节气基础知识、艾灸常用经络及穴位、二十四节气顺时固元灸选穴方法、二十四节气与经络脏腑的交感理论、二十四节气顺时固元灸选穴详解、二十四节气固元灸的灸火要则、二十四节气固元灸之临证操作，以及丰富的案例展示。全书内容充实、条理清晰，以简洁且系统的方式对“顺时经络”进行阐述，凝聚了二十四节气固元灸在理论和实践方面的精髓。无论是中医专业人士，还是中医爱好者，都能从本书中获取有价值的知识，并将其作为学习和参考的重要资料。

图书在版编目（CIP）数据

二十四节气固元灸 / 邓丽丽，邓特伟主编．-- 北京：科学出版社，2025. 5. -- ISBN 978-7-03-081811-9

Ⅰ. R245.81

中国国家版本馆 CIP 数据核字第 20254F34T3 号

责任编辑：陆纯燕 / 责任校对：谭宏宇
责任印制：黄晓鸣 / 封面设计：殷　靓

科学出版社 出版

北京东黄城根北街 16 号
邮政编码：100717
http://www.sciencep.com

南京文脉图文设计制作有限公司排版

上海锦佳印刷有限公司印刷

科学出版社发行　各地新华书店经销

*

2025 年 5 月第　一　版　　开本：B5（720 × 1000）
2025 年 5 月第一次印刷　　印张：11 1/4　插页：3

字数：200 000

定价：100.00 元

（如有印装质量问题，我社负责调换）

#《二十四节气固元灸》

编委会

主　编　邓丽丽　邓特伟

主　审　刘旭生

副主编　林静霞　彭　鹿　唐晓娜　刘汉娇　汪玲珍

编　委（按姓氏笔画排序）

王诒宣　邓丽丽　邓特伟　叶淑华　丘丽玲
刘　宇　刘汉娇　江晓敏　杜雪飞　杨　阳
杨丽明　汪玲珍　张庆霞　范玉珍　林　毅
林静霞　周春姣　胡杏平　宣亚男　莫苗苗
徐健莹　郭军军　唐晓娜　黄秋媛　彭　鹿
彭　喆

前　言

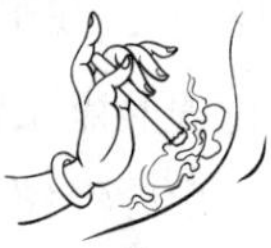

在不同的时辰时节，相对应的经络竟然会当旺交感，是不是会给人一种“玄”的感觉？因其“只可意会，不可言传”……是的，经络与时辰的关系，一切“虚无缥缈”，但却“司空见惯”般地真实存在，这是我们十多年来深入研究探索经络与顺时关系的最直接感受。

节气固元灸，是传统灸法的延伸，遵循二十四节气，顺时经络取穴，是集推拿、艾灸、刮痧、热熨、留罐五种手法为一体，进行相应的治疗，其原理在温、通、调、补的基础上固护人体元气，具有固本培元、温通经脉、扶正祛邪、调和气血、协调阴阳的功效，从而达到防病治病的目的。顺应二十四节气的气机变化，十二经络与十二月相对应，选取相应穴位，顺时补脏腑、通经络、固本元、存正气。

传统的“顺时经络开穴”主要是子午流注法，依据天干地支分两种：一为按天干开穴，又称纳干法，或称日干子午流注；一为按地支开穴，又称纳支法，或称时支子午流注。另外，还有依据八脉交会穴精化运用的灵龟八法，又称奇经纳甲法、奇经纳卦法。天干与地支是两套不一样的体系，其区别犹如天与地，春秋时期孔子的《易传·系辞传上》曰：“在天成象，在地成形”，地气混杂，与人体经络对应；天气纯净，与人体脏腑直接对应。而经络脏腑息息相关，不可分割，从不同角度去探索“顺时经络”，将会得到不同体系及运用。我们一直在探索“顺时经络”更简单且系统的方法，让民众更容易跟着学、跟着练。自从2013年开始，我们依据流年月日天干地支，经常发表“顺时经络”取穴的相关图文；并在医院门诊中，以“顺时经络”取穴针灸治病。

古往今来，中医无不重视节气养生调病，并把“天人合一”作为不违天时、顺道而行的重要法则。二十四节气，是中华民族文化智慧结晶，其依据是太阳在回归黄道上的位置制定的，等同于将一年根据阴阳之数划分为二十四等份，与十二地支月完全对应，反映了自然五行节律变化，对人们的生活及内在气血影响至深。2018 年，我们绘制了二十四节气顺时取穴表，《二十四节气固元灸》这本书的理论基础皆出自这个图表，并将顺时五行、经络脏腑理论全面融合。本书便是“五行经络顺时取穴系统”“十二经‘三才’辨证体系”的结晶。本书从 2018 年开始编写，为求精益求精，经精雕细琢，书稿前后修订了十余次，原创图片近百张，对“二十四节气固元灸”的理论基础、固元灸选穴、经络脏腑辨证、临床操作与运用皆进行了精要而深入的讲解。每一章、每一节，都承载着我们对五行经络顺时的独特理解和对节气固元灸的感悟。写作这本书的过程，是一场感悟与读书的旅程。我们不断研究中医经典与名著，将其中深奥的内容转化为通俗易懂的文字，如同将散落的珍珠串联成链，让它们焕发出不一样的光彩。这也开启了我们内心深处的智慧之门，引领我们走上自我感化与提升的道路，其中有苦、有累、有惊喜，也有收获，它们共同构成了这本书的价值和魅力。

为了让更多中医爱好者学习中医、体悟中医、热爱中医，系统地学习二十四节气固元灸理论体系和吸收临床实践经验，我们每年举办的“中医特色疗法固元灸技术推广培训班”，受益学员过万人。这使二十四节气固元灸广泛运用于临床及日常养生保健中。同时，联合三甲医院多名专家、学者，共同研发和推广应用节气固元灸，学术成果获得多项殊荣和国家发明专利，相关研究成果也在核心期刊发表。

在此，我们非常感谢领导及各位同道的支持和鼓励，同时，也要感谢即将翻开这本书的你们，感谢你们给予的信任。本书的出版将带领大家一起领略祖国传统医学经络的奥秘和精髓，并弘扬传播！

因时间较匆促和笔者水平所限，书中如有疏漏之处，望各前辈及有识之士多加指点！

编者

2024 年 12 月

目　录

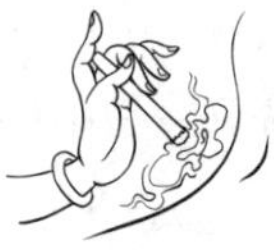

壹

二十四节气基础知识

春雨惊春清谷天，夏满芒夏暑相连。
秋处露秋寒霜降，冬雪雪冬小大寒。
每月两节不变更，最多相差一两天。
上半年来六廿*一，下半年是八廿三。

——《二十四节气歌》

节气五行，玄妙轮转，生生不息；经络脏腑，共振交感，息息相通。

天人合一，与时消息。万物生灭衰旺，随时空轮转，周而复始；经络如环无端，五脏六腑相互周联；人体经络脏腑气血与万物时空，同步交感。

阴阳法度，共振交感。地球绕太阳一圈360°，便是一年，每15°划分为一节，生二十四节气，每节阴阳之数皆不同，分别与人体相应经络、脏腑交感共振。

天地人和，精气神和。以艾火补阳助力，顺应时节，作用于经络脏腑当旺经穴，温固元气，让全身气血周流贯通平和顺畅，以达防治疾病目的。

---

* 廿：niàn，二十。

第一节 节气渊源

二十四节气是中华民族农耕文明长期经验的积累和智慧的结晶，是传统农历（夏历）的重要组成部分，后与干支历结合，成为支历中彰显自然节律的特定节令，既是我国传统历法的一部分，也是我国传统文化的一部分，其作用和影响源远流长，历久弥新，至今百姓日用，妇孺皆知。在国际气象界，二十四节气被誉为“中国的第五大发明”。2016年11月30日，二十四节气被正式列入联合国教科文组织人类非物质文化遗产代表作名录。这说明这一华夏文明特有的时间节律几千年来深刻影响着人们的思维方式和行为准则。这也正是二十四节气能够成为非物质文化遗产的重要原因之一。

二十四节气源起于我国古老的夏历。夏历以北斗七星斗柄旋转一周作为一年，以斗柄所指方位来确定月份，并以斗柄指向东北方位，即所谓的“建寅”之处为岁首。北斗七星循环旋转，这斗转星移与季节变换有着密切的关系。北斗七星由天枢、天璇、天玑、天权、玉衡、开阳、摇光7颗星星组成，因北斗七星曲折如斗，故而得名。北斗七星是北半球（中国位于北半球）的重要星象，北斗七星循环旋转，斗转星移时北半球相应地域的自然节律亦在渐变，因此成为上古人们判断时节变化的依据。《史记·天官书》云：“斗为帝车，运于中央，临制四乡，分阴阳，建四时，均五行，移节度，定诸纪，皆系于斗。”斗柄就像是现代时钟上的时针一样，时针每旋转30°为一个小时，而斗柄每旋转30°为一个月。“建寅”之处为斗柄指向东北方向，就像时针指向7点半处。这样，寅月就像是时钟上7点半到8点半的区域，角度正好旋转了30°，而整8点处就是中间位置，称为“寅正”之处。寅月就是寅正前后各约15天的时间。相较于寅月有“建寅”和“寅正”的分别，其他月也以此类推，引入这种称谓。夏历以干支纪时，十二地支中每支又分初和正，或曰建和中，遂有二十四时，这样就有了建寅、寅正、建卯、卯正、建辰、辰正、建巳、巳正、建午、午正、建未、未正、建申、申正、建酉、酉正、建戌、戌正、建亥、亥正、建子、子正、建丑、丑正24个称谓，这正是二十四节气的雏形。

二十四节气的雏形形成后，聪明智慧的古人依据这24个时间段的天象、天气、气候、物候[1]等特点而赋予其专用名称。《易经·复卦》象辞曰："复，先王以至日闭关，商旅不行，后不省方。"这里的"至日"特指冬至日。由此可见，在《易经》中已有了冬至日、夏至日的称谓。《诗经·秦风·蒹葭》中有"蒹葭苍苍，白露为霜"。《诗经·小雅·四月》曰："四月维夏，六月徂暑。"徂者，趑趄不前，去之不速也，今所谓"暑相连"而秋后暑不去也。《尚书·尧典》中已经提及测定"日中""日永""宵中""日短"的办法，其中"日中""宵中"就是指昼夜均等的春分和秋分，而"日永""日短"就是指昼极长的夏至和昼极短的冬至。可见先秦之时，二十四节气虽未正式确名，但已经有了各种不同的称谓并不断演化。据说，二十四节气中最早确名的节气是春分、夏至、秋分和冬至，所谓"二分二至"。春分对应卯正，夏至对应午正，秋分对应酉正，冬至对应子正，因为这四个节气各自在四季的正中之处，故又叫"四正"节气。接着又出现了"四立"节气，代表四季的初始，即立春、立夏、立秋、立冬。再后来，其他节气也都逐渐有了专名，如"卯初"称名为"启蛰"，到汉景帝时，为了避汉景帝刘启的名讳，遂把"启蛰"改为"惊蛰"，这说明"启蛰"之名，早在汉景帝之前就有了。汉初沿袭秦历，汉武帝太初元年（前104年）时颁布了《太初历》。《太初历》首次将完整的二十四节气体系纳入官方历法。这本历书以黄河流域物候天气变化为基准，将一年分割为24段，约15天一个节气。在古代历法中，每月第一个节气被称为"节气"，即立春、惊蛰、清明、立夏、芒种、小暑、立秋、白露、寒露、立冬、大雪、小寒十二个节气；每月的第二个节气为"中气"，即雨水、春分、谷雨、小满、夏至、大暑、处暑、秋分、霜降、小雪、冬至、大寒十二个节气。《太初历》将二十四节气纳入历法体系，让历书与季节、物候能够更好地配合，用以指导农业生产。古代有"天改命则帝改历"的讲究和传统，天改命就是指江山易姓，天下换主；天改命后，新帝则要改岁首，换正朔。《太初历》把以"建亥"之月为岁首的秦历恢复到夏历时的状态，乃以"建寅"之月为岁首。这样，立春就成为二十四节气中的第一个节气，这也符合《周易》的精神实质。《周易》以后天八卦[2]为时间推演，立春时斗指

1 物候：生物长期适应温度条件的周期性变化，形成与此相适应的生长发育节律，这种现象称为物候现象，主要指动植物的生长、发育、活动规律与非生物的变化对节候的反应，如植物的萌芽、开花、结果，动物的蛰眠、复苏、始鸣、繁育、迁徙等，以及一些自然现象，像初霜、解冻、打雷等。

2 后天八卦：是《易经》中的重要概念，是一种与方位、时间等密切相关的八卦图式。后天八卦是相对于先天八卦而言，是根据洛书的数字排列与阴阳变化等原理所创制的八卦图式，主要用于阐述事物的变化和发展规律，以及它们之间的相互关系，在中医、风水、命理等诸多领域广泛应用。涉及的卦序与方位主要如下。

卦序：后天八卦的卦序为坎一、坤二、震三、巽四、中五、乾六、兑七、艮八、离九。（转下页）

东北方位，对应后天八卦的艮位，故《易经·说卦传》曰："艮，东北之卦也，万物之所成终而所成始也，故曰成言乎艮。"艮者，岁成而终则有始也。斗柄与节气有着紧密的联系，斗柄是指北斗七星中玉衡、开阳、摇光三星组成的部分。古人通过观察北斗七星斗柄的指向来确定节气和季节。斗柄从正东偏北（寅位，后天八卦艮位）为起点，顺时针旋转一圈为一周期，谓之一"岁"（从立春到下一个立春前）。寅月为"春正"，立春为岁首。立春乃万物起始、一切更生之义也。北斗星斗柄指向确立的二十四节气，始于立春，终于大寒，循环往复。一年分为四季十二个月，每季三个月，每个月两个节气。例如，从立春开始，立春、雨水为孟春之月；惊蛰、春分为仲春之月；清明、谷雨为季春之月，以此类推。每个月的第一个节气称为"节"，反映月份之间的交节；每个月的第二个节气为"气"，也称"中气"，反映这个月的基本特征，某月就是这个月之"中气"前后各约 15 天的时间。节和气合称节气。例如，卯月为仲春之月、卯初为惊蛰之节、卯正为春分之气，仲春之月就是春分前后各约 15 天的时间。春分前后正是"蛰虫咸动，启户始出"之时，自然界的生灵纷纷从蛰伏中苏醒，从文字角度来看，"卯"是指示字，卯间有虫为卯，卯中虫出则剩卯。春分前后蛰虫出，故仲春之月称为卯月。

中国的"二十四节气"是根据太阳在回归黄道上的位置来确定的，即在一个为 360° 圆周的"黄道"（一年当中太阳在天球上的视路径）上，以春分点为 0° 起点，太阳在黄道上每运行 15° 为一个"节气"，这样就将黄道等分为 24 个部分，依次确定了二十四节气。

二十四节气作为古代劳动人民几千年来总结流传下来的文化精华，在现代社会生产生活中依旧占有重要的意义。二十四节气中蕴含的自然知识和精神文化仍然在熠熠生辉。一方面，尽管现代科技高度发达，人类对于天气变化的预测水平日渐高超，但是二十四节气现在依然在无形中指导日常生产生活，如每年关于冬至吃饺子还是汤圆的争论都引起广大网友的热烈参与；另一方面，二十四节气所蕴含的人与自然的智慧非常具有参考价值，尤其在力求可持续发展的当下来说，要求当代环境保护和经济发展并行，从人与自然和谐发展到人与社会的和谐发展，二十四节气不仅培育了中国人尊重自然规律的世界观，也塑造了顺应天时、以和为贵的生活态度。四季当中每季有六

（接上页）方位：坎卦在正北，代表水；离卦在正南，代表火；震卦在正东，代表雷；兑卦在正西，代表泽；巽卦在东南，代表风；乾卦在西北，代表天；坤卦在西南，代表地；艮卦在东北，代表山。

个节气，包括十二个节、十二个气，共二十四节气，七十二物候[1]。为了更精准、详细地反映气候、物候和时令，指导农业生产，古人又把二十四节气中的每一节气分为三候，基本上每五天为一候。

立春：初候，东风解冻；二候，蛰虫始振；三候，鱼陟负冰。

雨水：初候，獭祭鱼；二候，鸿雁来；三候，草木萌动。

惊蛰：初候，桃始华；二候，仓庚鸣；三候，鹰化为鸠。

春分：初候，玄鸟至；二候，雷乃发声；三候，始电。

清明：初候，桐始华；二候，田鼠化为鴽，三候，虹始见。

谷雨：初候，萍始生；二候，鸣鸠拂其羽；三候，戴胜降于桑。

立夏：初候，蝼蝈鸣；二候，蚯蚓出；三候，王瓜生。

小满：初候，苦菜秀；二候，靡草死；三候，麦秋至。

芒种：初候，螳螂生；二候，䴗始鸣；三候，反舌无声。

夏至：初候，鹿角解；二候，蜩[2]始鸣；三候，半夏生。

小暑：初候，温风至；二候，蟋蟀居壁；三候，鹰始挚。

大暑：初候，腐草为萤；二候，土润溽暑；三候，大雨时行。

立秋：初候，凉风至；二候，白露生；三候，寒蝉鸣。

处暑：初候，鹰乃祭鸟；二候，天地始肃；三候，禾乃登。

白露：初候，鸿雁来；二候，玄鸟归；三候，群鸟养羞。

秋分：初候，雷始收声；二候，蛰虫坏户；三候，水始涸。

寒露：初候，鸿雁来宾；二候，雀入大水为蛤；三候，菊有黄华。

霜降：初候，豺乃祭兽；二候，草木黄落；三候，蛰虫咸俯。

立冬：初候，水始冰；二候，地始冻；三候，雉入大水为蜃。

小雪：初候，虹藏不见；二候，天气上升，地气下降；三候，闭塞而成冬。

大雪：初候，鹖鴠不鸣；二候，虎始交；三候，荔挺出。

冬至：初候，蚯蚓结；二候，麋角解；三候，水泉动。

小寒：初候，雁北乡；二候，鹊始巢；三候，雉始鸲。

大寒：初候，鸡乳；二候，征鸟厉疾；三候，水泽腹坚。

---

1 七十二物候源于中国古代劳动人民对自然现象的长期观察和总结，最早可追溯到《逸周书·时训解》，后在《吕氏春秋》《礼记·月令》等典籍中均有记载和完善。它是根据黄河流域的气候、物候特点，将一年二十四节气分为七十二候，每候约五天。每节气分为三候，记录物候变化。

2 蜩：蝉的一种。

第二节 二十四节气交节时间

一、春季交节时间

立春	太阳黄经度数为315°。公历2月3～5日交节。立春是干支历寅月的起始。
雨水	太阳黄经度数为330°。公历2月18～20日交节。
惊蛰	太阳黄经度数为345°。公历3月5～7日交节。惊蛰是干支历卯月的起始。
春分	太阳黄经度数为0°。公历3月20～21日交节。
清明	太阳黄经度数为15°。公历4月4～6日交节。清明是干支历辰月的起始。
谷雨	太阳黄经度数为30°。公历4月19～21日交节。

二、夏季交节时间

立夏	太阳黄经度数为45°。公历5月5～7日交节。立夏是干支历巳月的起始。
小满	太阳黄经度数为60°。公历5月20～22日交节。
芒种	太阳黄经度数为75°。公历6月5～7日交节。芒种是干支历午月的起始。
夏至	太阳黄经度数为90°。公历6月21～22日交节。
小暑	太阳黄经度数为105°。公历7月6～8日交节。小暑是干支历未月的起始。
大暑	太阳黄经度数为120°。公历7月22～24日交节。

三、秋季交节时间

立秋	太阳黄经度数为135°。公历8月7～9日交节。立秋是干支历申月的起始。
处暑	太阳黄经度数为150°。公历8月22～24日交节。
白露	太阳黄经度数为165°。公历9月7～9日交节。白露是干支历酉月的起始。
秋分	太阳黄经度数为180°。公历9月22～24日交节。

（续表）

寒露	太阳黄经度数为 195°。公历 10 月 8～9 日交节。寒露是干支历戌月的起始。
霜降	太阳黄经度数为 210°。公历 10 月 23～24 日交节。

四、冬季交节时间

立冬	太阳黄经度数为 225°。公历 11 月 7～8 日交节。立冬是干支历亥月的起始。
小雪	太阳黄经度数为 240°。公历 11 月 22～23 日交节。
大雪	太阳黄经度数为 255°。公历 12 月 6～8 日交节。大雪是干支历子月的起始。
冬至	太阳黄经度数为 270°。公历 12 月 21～23 日交节。
小寒	太阳黄经度数为 285°。公历 1 月 5～7 日交节。小寒是干支历丑月的起始。
大寒	太阳黄经度数为 300°。公历 1 月 20～21 日交节。

第三节 二十四节气的含义

一、立春（Beginning of Spring）

立春，为二十四节气之首。立，是“开始”之意；春，代表着温暖、生长。二十四节气最初是依据“斗转星移”制定，当北斗七星的斗柄指向寅位时为立春。现行是依据太阳黄经度数定节气，当太阳到达黄经 315° 时为立春，于每年公历 2 月 3～5 日交节。干支纪元，以寅月为春正，立春为岁首，立春乃万物起始、一切更生之义也，意味着新的一个轮回已开启。在传统观念中，立春有“吉祥”的含义。

立春反映着冬春季节的更替，春生夏长、秋收冬藏，立春标志着万物闭藏的冬季已过去，开始进入风和日暖、万物生长的春季。在自然界，立春最显著的特点就是万物开始有复苏的迹象。时至立春，在中国的北回归线（黄赤交角[1]）及其以南一带，可明显感觉到早春的气息。由于中国幅员辽阔，南北跨度大，各地自然节律不一，立春对于很多地区来讲，只是进入春天的前奏，万物尚未复苏，还处于万物闭藏的冬天。对于北回归线以北地区来说，距北回归线越远，进入春天越迟。

二、雨水（Rain Water）

雨水，是二十四节气之第二个节气。此时斗指壬；太阳到达黄经 330°；每年公历 2 月 18～20 日交节。雨水节气的含义是降雨开始，降雨量极多以小雨或毛毛细雨为主，适宜的降水对农作物的生长很重要，它是农耕文化对于节令的反应。进入雨水节气，中国北方地区尚未有春天气息，南方大多数地方则是春意盎然，一幅早春的景象。

雨水节气时段一般从公历 2 月 18～20 日开始，到 3 月 4 日或 5 日结束。时至雨水节气，太阳的直射点也由南半球逐渐向赤道靠近，这时北半球的日照时数和强度都在增加，气温回升较快，来自海洋的暖湿空气开始活跃，并渐渐向北挺进，与冷空气相遇，形成降雨。雨水时节，天气变化不定，是全年寒潮过程出现最多的时节之一，忽冷忽热，乍暖还寒。春天离不开雨水的滋润，春天的雨水润物无声，此时枯木得以逢春、种子得以萌发。古代将雨水分为三候："一候獭祭鱼；二候鸿雁来；三候草木萌动。"雨水正处在数九[2]的"七九"中，河水破冰，大雁北归。雨水的相关民俗主要有"补天穿[3]""拉保保[4]""撞拜寄[5]"等。

1　黄赤交角：黄道平面与天赤道平面的交角。

2　数九：是中国民间一种计算寒天与春暖花开日期的方法。从冬至逢壬算起，每九天算一九，依此类推。雨水节气处于"七九"阶段，是冬春交替的关键时期。

3　补天穿：中国的一个传统民俗活动。"补天穿"源于女娲补天的神话。《淮南子·览冥训》记载，水神共工与火神祝融争斗，共工战败后撞毁不周山，导致天塌地陷，女娲炼五色石补天，斩巨龟四足撑天地，平息洪水烈火，拯救苍生，这成为"补天穿"的核心文化源头。从自然现象认知看，古人认为正月多阴雨是"天漏"，即天穹出现裂缝，需通过仪式修补，以祈求风调雨顺、五谷丰登，由此产生了"补天穿"习俗。

4　拉保保：起源于清乾隆年间，已有近 300 年的历史，与四川省西部地区民俗"游百病"相融合、发展、演变，逐渐形成如今的"拉保保"民俗活动。节日时间为每年的正月十六，是四川省广汉市"拉保保"固定的日子，文化内涵是祈福平安和社交与亲情拓展，为人们提供了交流感情、寻求亲情、建立友情的机会，扩大了社交圈子，丰富了人际关系。

5　撞拜寄：在四川省西部地区，一般在雨水节气这天进行"撞拜寄"，即雨水节气当天，天刚蒙蒙亮，孩子的母亲会带着孩子站在村口或大路边，静静地等候第一个从面前经过的行人。当人出现时，不管对方是男是女、是老是少，母亲便让孩子给对方跪下磕头，认对方为"干爹"或"干妈"。在客家人地区，还会将多病或命硬的幼儿拜寄给古树、古井或特别的石头等有灵气的东西。目的与寓意是保佑孩子成长。

三、惊蛰（Awakening from Hibernation）

惊蛰，是二十四节气中的第三个节气。此时斗指丁，太阳到达黄经 345°，于公历 3 月 5～7 日交节。惊蛰为干支历卯月的起始；“卯”，冒也，万物冒地而出，代表着生机。惊蛰反映着自然界生物受节律变化影响而萌发、生长的状态。时至惊蛰，阳气上升、气温回暖、春雷乍动、雨水增多，万物生机盎然。从惊蛰节气开始，中国大部分地区都已进入春耕时节。农耕生产与大自然的节律息息相关，惊蛰节气在农耕上有着相当重要的意义，是古代农耕文化对于自然节令的反应。惊蛰节气的标志性特征是春雷乍动、万物生机盎然。从中国各地自然物候进程看，由于南北跨度大，春雷始鸣的时间迟早不一。“惊蛰始雷”仅与中国南方部分地区的自然节律相吻合。

“蛰”，指“藏伏”，昆虫入冬藏伏土中；“惊”指“惊醒”，天上的春雷惊醒蛰虫。所谓“春雷惊百虫”，指的惊蛰时节，春雷始鸣，惊醒蛰伏于地下越冬的蛰虫。随着惊蛰的到来，温暖的气候将会使人的活动量不断增加，新陈代谢日渐旺盛。人体血液循环加快，则人体所需要的营养物质也随之增多，以适应人体各种生理活动的需要。在古时惊蛰当日，一些地方人们用清香的艾草熏家中四角，以香味驱赶蛇、虫、蚊、鼠和霉味，久而久之渐渐演变成惊蛰“打小人”、驱赶霉运习俗。此外，还有“蒙鼓皮”“吃梨”“祭白虎化解是非”等习俗。

四、春分（Spring Equinox）

春分，是二十四节气之一，春季第四个节气。此时斗指卯，太阳到达黄经 0°，于每年公历 3 月 20～21 日交节。春分古时又称为“日中”“日夜分”“仲春之月”“升分”等。春分的“分”有两个含义：一是“季节平分”，传统以立春到立夏之间为春季，而春分日正处于两个节气之中，正好平分了春季，春分的到来意味着春天已经过去了一半，所以古时春分又称“分春”；二是“昼夜平分”，在春分这天，太阳直射赤道，昼夜等长，各为 12 小时。

春分在天文学上有重要意义，春分这天太阳直射赤道，南北半球昼夜平分，自这天以后太阳直射位置由赤道继续向北半球推移，北半球各地白昼开始长于黑夜。南半球则与之相反。在气候上，也有比较明显的特征，春分后中国除青藏高原、东北地区、西北地区和华北地区北部外均进入了明媚的春天。

春分时节，在大自然中阴阳各占一半，因此日常饮食方面要遵循阴阳平衡原则，保持机体功能的平衡协调稳定。此外，春分时节气候十分适宜各种病菌的繁殖和传播，要注意经常打开门窗给房屋通风，在屋内种一些花草，提高空气质量和负离子浓度，对人体的健康和心理调适非常有利。在这时节，中国民间有“放风筝”“吃春菜”“立蛋”等习俗。

五、清明（Fresh Green）

清明，是二十四节气之一，春季的第五个节气。此时斗指乙，太阳到达黄经15°，便为清明。清明节气因为节令期间“气清景明、万物皆显”而得名。清明是反映自然界物候变化的节气，这个时节阳光明媚、草木萌动、百花盛开，自然界呈现一派生机勃勃的景象。此时，中国南方地区已呈气清景明之象；北方地区开始断雪，气温上升，春意融融。

清明一般在公历4月4～6日之间变动，并不固定在某一天，但以4月5日最常见。清明既是节气，又是节日。清明节气在时间和天气物候特点上为清明节俗的形成提供了重要条件。清明节气，与岁时物候相关，常以此节气指导农事，有天朗气清、春耕时宜之意；清明节日，是人们扫墓祭祖、慎终追远的日子。这两者相融，让清明兼具自然和人文内涵。在清明这天，通常有“禁火”“扫墓”“踏青”“蹋蹴鞠”“插柳”等习俗活动，有吃蒿饼、青团、馓子等习俗食物。

六、谷雨（Grain Rain）

谷雨，是二十四节气之第六个节气，春季的最后一个节气。此时斗指辰；太阳黄经为30°；于每年公历4月19～21日交节。谷雨取自“雨生百谷”之意，此时降水明显增加，田中的秧苗初插、作物新种，最需要雨水的滋润，降雨量充足而及时，谷类作物能茁壮成长。谷雨与雨水、小满、小雪、大雪等节气一样，都是反映降水现象的节气，是古代农耕文化对于节令的反映。

谷雨时节，在中国南方地区，往往开始明显多雨，而特别是华南地区，一旦冷空气与暖湿空气交汇，往往形成较长时间的降雨天气。秦岭—淮河是南方春雨和北方春旱区之间的过渡地区，从秦岭—淮河附近向北，春雨急剧减少。在北方地区，谷雨是“终霜”的象征。

春雨绵绵是谷雨最主要的特点。“谷雨”这一节气名称源自古人“雨生百谷”之说，反映出了节气的农业气候意义。民间在谷雨节气有“摘谷雨茶”“走谷雨”“祭海”“吃春”“赏花”等习俗。

七、立夏（Beginning of Summer）

立夏，是二十四节气中的第七个节气，夏季的第一个节气，交节时间在每年公历5月5～7日。此时北斗七星的斗柄指向东南方，太阳到达黄经45°。立夏出自《淮南子·天文训》：“斗指东南维，为立夏，万物至此皆长大，故名立夏也。”时至立夏，万物繁茂。立夏后，日照增加，逐渐升温，雷雨增多。立夏是标示万物进入旺季生长的一个重要节气。

立，是建立、开始的意思；夏，在古语里是“大”的意思。万物至此已经长大，得名立夏。由于中国幅员辽阔、南北跨度大，各地自然节律不一。立夏时节，中国只有福州至南岭一线以南地区呈现“绿树荫浓夏日长，楼台倒影入池塘”的夏季景象；而东北和西北的部分地区这时则刚刚有春天的气息。

立夏这天，许多地方有“吃立夏饭”“吃蛋”“秤人[1]”和“尝三新[2]”等习俗。进入立夏时节，人的新陈代谢加快，心脑血液供给不足，常使人烦躁不安，倦怠懒散。此时应合理安排作息时间，补充营养物质，采取正确的养生保健方法。

八、小满（Lesser Fullness）

小满，二十四节气中的第八个节气，也是夏季的第二个节气。此时斗指甲，太阳到达黄经60°，于每年公历5月20～22日交节。小满之名，有两层含义：第一，与气候降水有关。小满节气期间南方的暴雨开始增多，降水频繁；俗话说“小满小满，江河渐满”。小满中的“满”，指雨水之盈。第二，与小麦有关。在北方地区小满节气期间降雨较少甚至无雨，这个“满”不是

---

1 秤人：指在立夏这一天，人们会挂起一杆大秤，大家轮流秤重。传说这一天秤重之后，不怕夏季炎热，不会消瘦，寄托人们在炎炎夏日里对身体健康的厚望。

2 尝三新：品尝立夏时节的新鲜食物，一般指樱桃、青梅和麦子，体现了顺应自然、应季而食的传统观念。

指降水，而是指小麦的饱满程度。

小满节气期间，中国南方地区一般降雨多、雨量大；来自海洋的暖湿气流活跃，与从北方南进的冷空气交汇，这时华南地区往往会出现持续大范围的强降水，造成暴雨或特大暴雨；江南地区往往也是江河湖满，如果这个阶段雨水偏少，可能是太平洋的副热带高压势力较弱，位置偏南，黄梅时节到了。在北方，小满节气期间降雨很少或无雨，这期间气温上升很快，与南方的温差进一步缩小。小满节气的民俗根据农耕社会特点形成的，主要有"祭车神[1]""动三车（水车、油车和丝车）""抢水[2]""祈蚕节[3]""食野菜"等。

九、芒种（Grain in Ear）

芒种，是二十四节气之第九个节气，夏季的第三个节气，干支历午月的起始。此时斗指丙，太阳到达黄经75°，于每年公历6月5～7日交节。"芒种"含义是"有芒之谷类作物可种，过此即失效"。这个时节气温显著升高、雨量充沛、空气湿度大，适宜晚稻等谷类作物种植。农事耕种以"芒种"这节气为界，过此之后种植成活率就越来越低。它是古代农耕文化对于节令的反应。

芒种节气在农耕上有着相当重要的意义。《淮南子·天文训》说："斗指丙为芒种，此时可种有芒之谷，过此即失效，故名芒种也。"意思是讲，芒种节气适合种植有芒的谷类作物；也是种植农作物时机的分界点，过此即失效。俗话说"芒种不种，再种无用"讲的也是这个道理。芒种是一个耕种忙碌的节气，民间也称其为"忙种"。这个时节，正是南方种稻与北方收麦之时。

1　祭车神：我国的传统习俗。我国古代以农业为主，小满正是江南早稻追肥、中稻插秧的好时节，水对农作物生长至关重要，水车是引水灌溉的重要工具，旧时水车车水排灌为农村大事，由此产生了祭车神的习俗。这一习俗反映了农民对水利排灌的重视，表达了人们祈求风调雨顺、农作物丰收的美好愿望。

2　抢水：主要流行于浙江海宁等江南地区。小满时节，江南地区气温升高、日晒时间长，农作物生长茂盛，水分消耗大，而此时正是早稻追肥、中稻插秧的关键时期，需要大量的水来灌溉农田。为了确保农田能及时得到灌溉，便形成了"抢水"的习俗。这一习俗体现了农民对水源的重视和对农作物丰收的期盼，同时也展现了人们团结协作的精神，大家齐心协力引水灌溉，以保障农田的水源供应，为农作物生长创造条件。

3　祈蚕节：主要流行地区在江浙一带。江浙地区养蚕业兴盛，栽桑养蚕是当地农村的传统副业，蚕丝是女织的重要原料。蚕对气温、湿度、桑叶的质量等要求很高，很难养活，古代人们将蚕视作"天物"，为了祈求蚕神保佑养蚕有个好收成，便在小满节气期间举行祈蚕节。祈蚕节充满着浓郁的丝绸民俗风情，反映了人们对蚕神的崇敬和对养蚕丰收的渴望，也体现了当地深厚的丝绸文化底蕴，承载着人们对美好生活的向往和追求。

十、夏至（Summer Solstice）

夏至，是二十四节气的第十个节气。此时斗指午，太阳到达黄经 90°，于公历 6 月 21～22 日交节。夏至这天太阳直射地面的位置到达一年的最北端，几乎直射北回归线，此时北半球各地的白昼时间达到全年最长。对于北回归线及其以北的地区来说，夏至也是一年中正午太阳高度最高的一天。

夏至是太阳北行的转折点。夏至过后，太阳直射点开始从北回归线向南移动，北半球白昼开始逐渐变短。位于北回归线以北的中国地区，夏至过后，正午太阳高度开始逐日降低；位于北回归线以南的中国地区，正午太阳高度在夏至过后经南返，太阳再次直射后才开始逐日降低。

气温高、湿度大、不时出现雷阵雨，是夏至后的天气特点。夏至在中夏之位，即午位，午属阳；夏至虽然阳气较盛，且白昼最长，但未必是一年中最热的一天，因为此时接近地表的热量仍在积蓄，并没有达到最多的时候。夏至既是二十四节气之一，古时也是民间“四时八节[1]”中的一个节日，自古民间有“拜神祭祖”的习俗。此外，夏至后，人们普遍会食用清补凉汤、凉茶、酸梅汤等来避暑。

十一、小暑（Lesser Heat）

小暑，是二十四节气之第十一个节气，干支历午月的结束及未月的起始。此时斗指辛，太阳到达黄经 105°，于每年公历 7 月 6～8 日交节。暑，是炎热的意思，小暑为小热，还不是很热。小暑虽不是一年中最炎热的时节，但紧接着就是一年中最热的节气——大暑，民间有“小暑大暑，上蒸下煮”之说。中国多地自小暑起进入雷暴最多的时节。

小暑开始进入伏天，所谓“热在三伏”，三伏天通常出现在小暑与处暑之间，是一年中气温最高，且潮湿、闷热的时段。季风气候是中国气候的主要特点，夏季受来自海洋暖湿气流的影响，中国多地高温潮湿多雨。小暑这个时节虽然阳光猛烈、高温潮湿多雨，但对于农作物来讲，雨热同期有利于

1　四时八节：是中国传统历法中对一年中时令、气候、物候等变化的特定称谓，在古代农业生产和人们的日常生活中具有重要意义。四时指春、夏、秋、冬四季，是根据地球绕太阳公转的位置变化，以及由此引起的气候、物候等变化来划分的。八节指立春、春分、立夏、夏至、立秋、秋分、立冬、冬至八个主要节气，是季节转换和气候变化的重要节点。

成长。

在过去，中国南方地区民间有小暑“食新”的习俗，即在小暑过后尝新米，农民将新割的稻谷碾成米后，做好饭供祀五谷大神和祖先，然后人人喝新酒等。在北方地区有头伏吃饺子的传统，伏日人们食欲不振，而饺子在传统习俗里正是开胃解馋的食物，且饺子的外形像元宝，有“元宝藏福”的意思，吃饺子象征着福气满满。人们希望通过这样的饮食传统在伏天里能平安健康。

十二、大暑（Greater Heat）

大暑，是二十四节气中的第十二个节气，也是夏季最后一个节气。斗指未，太阳黄经度数为120°，于公历7月22～24日交节。“暑”是炎热的意思，大暑，指炎热之极。大暑相对小暑，更加炎热，是一年中阳光最猛烈、最炎热的节气，“湿热交蒸”在此时到达顶点。大暑气候特征：高温酷热、雷暴、台风频繁。

大暑节气正值“三伏天”里的“中伏”前后，是一年中最热的时段。大暑时节阳光猛烈、高温潮湿多雨，虽不免有湿热难熬之苦，却十分有利于农作物成长，农作物在此期间成长最快。

自古以来，民间有大暑“三伏天”饮凉茶（伏茶）的习俗；伏茶，顾名思义，是三伏天饮的茶，这种由中草药煮成的茶水有清凉祛暑的作用。此外，还有“烧伏香”“晒伏姜”等习俗。“大暑”是一年中天气最热、湿气最重的时节，此时节养生保健的重点是“防暑”和“祛湿”。

十三、立秋（Beginning of Autumn）

立秋，是“二十四节气”之第十三个节气，也是秋季的起始。斗指西南，太阳到达黄经135°，在每年公历8月7～9日。“立”，是开始之意；“秋”，意为禾谷成熟。整个自然界的变化是循序渐进的过程，立秋是阳气渐收、阴气渐长，由阳盛逐渐转变为阴盛的转折。在自然界，万物开始从繁茂成长趋向成熟。

立秋是二十四节气中仅次于大暑、小暑的第三热的节气。在节气排列顺序上，处暑在立秋之后，秋季第二个节气“处暑”（末暑）才出暑。二十四节气有“三暑”（小暑、大暑、处暑），“三暑”中间还夹一个“立秋”节气，立秋之后才是处暑（末暑）。“三暑”与“三伏”均代表高温酷热天气，“三伏天”涉及小暑、大暑、立秋、处暑四个节气。

立秋意味着降水、湿度等，处于一年中的转折点，趋于减少或下降。从立秋开始，阳气渐收，万物内敛。立秋与立春、立夏、立冬并称“四立”，也是古时“四时八节”之一。秋天是禾谷成熟、收获的季节。立秋时，古时民间有祭祀土地神，庆祝丰收的习俗。还有“贴秋膘[1]”“咬秋[2]”等习俗。

十四、处暑（End of Heat）

处暑，是二十四节气之第十四个节气，也是秋季的第二个节气。此时斗指戊（西南方），太阳到达黄经150°，于每年公历8月22～24日交节。时至处暑，已到了高温酷热天气“三暑”之“末暑”，意味着酷热难熬的天气到了尾声。

处暑后，太阳直射点继续南移、太阳辐射减弱，副热带高压也向南撤退，暑意渐消。雷暴活动也不及炎夏那般活跃，全国各地的暴雨总趋势减弱。处暑的民俗活动很多，如“吃鸭子”“放河灯”“开渔节”“煎药茶”“拜土地公”等。

十五、白露（White Dew）

白露，是“二十四节气”中的第十五个节气，秋季第三个节气，干支历申月的结束及酉月的起始。此时斗指癸，太阳到达黄经165°；于公历9月7～9日交节。“白露”是反映自然界寒气增长的重要节气。由于冷空气转守为攻，白昼有阳光尚热，但傍晚后气温便很快下降，昼夜温差逐渐拉大。

时至白露，夏季风逐渐为冬季风所代替，冷空气转守为攻，加上太阳

---

1 贴秋膘：民间有“夏季无病三分虚”的说法，因为夏季人们常常食欲不振、出汗较多，身体相对虚弱。立秋后，天气逐渐转凉，人们的食欲也开始恢复，此时通过吃一些营养丰富、热量较高的食物，如肉类、豆类等，来补充夏季的身体损耗，为即将到来的冬季储存能量，这一习俗就被称为“贴秋膘”。这反映了人们顺应季节变化、注重养生的传统观念，也体现了人们对生活的热爱和对健康的追求，同时也是家庭成员团聚、共享美食的时刻，增进了亲情和友情。

2 咬秋：也称“啃秋”，在立秋这一天，人们会吃一些时令水果，如西瓜、桃子等，寓意着将秋天“咬住”，留住秋天的美好，同时也有迎接秋天、祈求丰收的意思。还有一种说法是，立秋时吃西瓜可以预防秋燥，避免在秋季出现腹泻等疾病。

直射点南移，北半球日照时间变短，光照强度减弱，地面辐射散热快，所以温度下降速度也逐渐加快。白露基本结束了暑天的闷热，天气渐渐转凉，寒生露凝。古人以四时配五行，秋属金，金土白色，以白形容秋露，故名“白露”。

按近代学者张宝堃提出的“候平均气温”标准，候平均温度在 10～22 ℃期间为春季或秋季，按此标准，从白露节气开始，各地陆续开始进入到秋天。俗语云：“‘白露身弗露。’言至是天气乃肃，可以授衣耳。”意在提醒人们此时白天尚热，但早晚天气已有凉意，光膀子容易着凉。此外，这个时节还需预防秋燥。白露期间的各地民俗主要有“祭祀大禹”“酿五谷酒”“喝白露茶”等。

十六、秋分（Autumnal Equinox）

秋分，是二十四节气之第十六个节气，秋季第四个节气。此时斗指酉，太阳到达黄经 180°，于每年的公历 9 月 22～24 日交节。秋分这天太阳几乎直射地球赤道，全球各地昼夜等长。秋分，“分”即为“平分”“半”的意思，除了指昼夜平分外，还有一层意思是平分秋季。秋分日后，太阳光直射位置南移，北半球昼短夜长，昼夜温差加大，气温逐日下降。

秋分曾是传统的“祭月节”，中秋节由“秋夕祭月”演变而来。2018 年 6 月 21 日，国务院关于同意设立“中国农民丰收节”的批复发布，同意自 2018 年起，将每年秋分设立为“中国农民丰收节”。

十七、寒露（Cold Dew）

寒露，是二十四节气之第十七个节气，秋季的第五个节气。此时斗指辛，太阳到达黄经 195°，在每年公历 10 月 8～9 日交节。寒露，是深秋的节令，干支历戌月的起始。寒露是一个反映气候变化特征的节气。进入寒露，时有冷空气南下，昼夜温差较大，并且秋燥明显。寒露以后，北方冷空气已有一定势力，中国大部分地区在冷高压控制之下，雨季结束。受冷高压的控制，昼暖夜凉，白天往往秋高气爽。从气候特点上看，寒露时节，南方秋意渐浓，气爽风凉，少雨干燥；北方广大地区已呈现冬天景象。寒露传统习俗主要有“赏枫叶”“吃芝麻”“吃螃蟹”“饮秋茶”等。

十八、霜降（First Frost）

霜降，是二十四节气中的第十八个节气，秋季的最后一个节气。此时斗指戌，太阳到达黄经为210°，于每年公历10月23～24日交节。进入霜降节气后，深秋景象明显，冷空气南下越来越频繁。霜降不是表示“降霜”，而是表示气温骤降、昼夜温差大。就全国平均而言，“霜降”是一年之中昼夜温差最大的时节。霜降时节，万物毕成[1]，毕入于戌，阳下入地，阴气始凝，天气渐寒始于霜降。由于“霜”是天冷、昼夜温差变化大的表现，故以“霜降”命名这个表示“气温骤降、昼夜温差大”的节气。霜降节气特点是早晚天气较冷、中午则比较热，昼夜温差大，秋燥明显。霜降节气主要有“赏菊”“吃柿子”“登高远眺”“进补”等习俗。

十九、立冬（Beginning of Winter）

立冬，是二十四节气之第十九个节气，也是冬季的起始。此时斗柄指向西北，太阳到达黄经225°，于每年公历11月7～8日之间交节。立，建始也；冬，终也，万物收藏也。立冬，意味着生气开始闭蓄，万物进入休养、收藏状态。其气候也由秋季少雨干燥向阴雨寒冻的冬季气候过渡。

季节划分常用的方法主要有“节气法”与“气温法”。中国传统上是以“二十四节气”的“立冬”作为冬季起始；“节气法”划分的冬季，表示万物进入休养、收藏状态。“气温法”划分季节以日平均气温连续五天稳定降到10 ℃以下为冬季起始；气温法划分的冬季，表示天气寒冷了。

立冬代表着冬季的开始，它是中国民间非常重视的季节节点之一，春耕夏耘、秋收冬藏，冬季是享受丰收、休养生息的季节。立冬在古代社会也是“四时八节”之一，是个非常重要的节日，在中国部分地区有祭祖、饮宴等习俗。

二十、小雪（Light Snow）

小雪，是二十四节气中的第二十个节气，冬季第二个节气，时间在每年

1 万物毕成：指所有的事情都能够顺利完成、成功达成。这个词通常用于表达对某个人或某件事情的一种良好祝愿或期望，希望一切都能进展顺利，所有的任务、计划等都能圆满实现。也可以用来形容在某个阶段或某个范围内，所有的事情都已经妥善完成，取得了全面的成功。

公历11月22～23日，即太阳到达黄经240°时。小雪是反映降水与气温的节气，它是寒潮和强冷空气活动频数较高的节气。小雪节气的到来，意味着天气会越来越冷、降水量渐增。

小雪是一个气候概念，气候要素包括降水、气温、光照等。小雪之名，因“雪”是寒冷天气的产物，这个节气期间的气候寒未深且降水未大，故用“小雪”来比喻这个节气期间的气候特征。“小雪”节气是反映气温与降水变化趋势的节气，并不是表示这个节气降很小量的雪，节气“小雪”与天气中的“小雪”没有必然联系。

小雪节气，表明东亚地区已确立比较稳定的经向环流，西伯利亚低压或低槽东移，就会有大规模冷空气南下，从而带来大范围大风降温天气。

二十一、大雪（Heavy Snow）

大雪，是二十四节气中的第二十一个节气，冬季的第三个节气。此时斗指壬，太阳到达黄经255°，交节时间为每年公历12月6～8日。大雪节气是干支历子月的起始，标志着仲冬时节正式开始。大雪是反映气候特征的一个节气，大雪节气的特点是气温显著下降、降水量增多。

大雪节气期间全国气温显著下降，北方冷空气越发活跃。大雪节气是一个气候概念，它代表的是大雪节气期间的气候特征，即气温与降水量（气象上将雨、雪、雹等从天空下降到地面的水汽凝结物都称为“降水”)。大雪节气与小雪节气一样，都是反映气温与降水变化趋势的节气，它是古代农耕文化对于节令的反应。

二十二、冬至（Winter Solstice）

冬至，是“二十四节气”之第二十二个节气。此时斗指子，太阳到达黄经270°，于每年公历12月21～23日交节。冬至是太阳直射点南行的极致，冬至这天太阳光直射南回归线，太阳光对北半球最为倾斜，太阳高度角最小，是北半球各地白昼最短、黑夜最长的一天。冬至也是太阳直射点北返的转折点，这天过后它将走“回头路”，太阳直射点开始从南回归线（23°26′S）向北移动，北半球（中国位于北半球）白昼将会逐日增长。

冬至，又称日南至、冬节、亚岁等，兼具自然与人文两大内涵，既是二十四节气中一个重要的节气，也是中国民间的传统祭祖节日。冬至是四时八节之一，被视为冬季的大节日，在古代民间有“冬至大如年”的讲法。冬至习俗因地域不同而存在着习俗内容或细节上的差异。在中国南方地区，有“冬至祭祖”“宴饮”的习俗。在中国北方地区，每年冬至日有“吃饺子”的习俗。

冬至这天，太阳虽低、白昼虽短，但是在气象上，冬至的温度并不是最低。实际上，由于地表尚有“积热”，冬至之前通常不会很冷，真正的严寒在冬至之后。由于中国各地的气候相差悬殊，这种气候意义的冬季对于中国多数地区来说，显然偏迟。时至冬至，标志着即将进入寒冷时节，民间由此开始“数九”计算寒天（俗话说：“夏至三庚入伏，冬至逢壬数九”）。

二十三、小寒（Lesser Cold）

小寒，是二十四节气中的第二十三个节气，冬季的第五个节气，干支历子月的结束及丑月的起始。此时斗指癸，太阳到达黄经 285°，于每年公历 1 月 5～7 日交节。冷气积久而寒，小寒是天气寒冷但还没有到极点的意思，它与大寒、小暑、大暑及处暑一样，都是表示气温冷暖变化的节气。小寒节气的特点就是寒冷，但是还没有冷到极致。

小寒时节，太阳直射点还在南半球，北半球的热量还处于散失的状态，白天吸收的热量还是少于夜晚释放的热量，因此北半球的气温还在持续降低。冬至之后，冷空气频繁南下，气温持续降低，温度在一年的小寒、大寒之际降到最低。俗话说：“小寒时处二三九，天寒地冻冷到抖”，这说明了小寒节气的寒冷程度。

根据中国长期以来的气象记录，在北方地区小寒节气比大寒节气更冷，在北方有“小寒胜大寒”一说；但对于南方部分地区，全年最低气温仍然会出现在大寒节气内。中国北方地区小寒比大寒更冷，是因地表温度相对较少，至小寒时已释放殆尽，使温度降至最低；而南方地区地表相对较热，其温度至小寒节气尚未释放完毕，至大寒则地表温度散尽，气温方降至最低。

二十四、大寒（Greater Cold）

大寒，是二十四节气中的最后一个节气。此时斗指丑，太阳到达黄经 300°，于每年公历 1 月 20～21 日交节。大寒同小寒一样，都是表示天气寒冷程度的节气，大寒是天气寒冷到极致的意思。大寒节气处在三九、四九时段，此时寒潮南下频繁，是一年中的最寒冷时节。

大寒在岁终，冬去春来，大寒一过，又开始新的一个轮回。在中国一些地方，每到大寒至立春这段时间，有很多重要的民俗，如除旧布新、制作腊味，以及祭灶、尾牙祭等。尾牙祭，亦称“做牙”“做牙祭”等，民间有做完牙祭后全家坐一起“食尾牙”的习俗。流行的年尾年会是“尾牙祭”的遗俗。

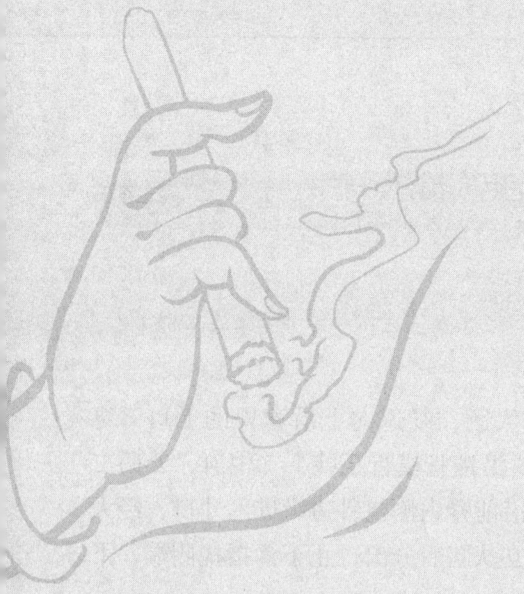

贰

艾灸常用经络及穴位

二十四节气固元灸是将中医经络与干支五行理论相结合，依据日时、节气阴阳五行运转与人体经络脏腑交感规律，顺时选取特定穴位进行艾灸，以便更好地畅通经络，通调脏腑，固护元气。该体系由邓特伟医师深研《黄帝内经》经络与干支五行理论，结合中医经络临证十余年而创。我们在深入了解二十四节气固元灸前必须要掌握艾灸常用经络及穴位，要先学会辨别哪条经络出现问题，然后结合“二十四节气”与地支、五行运化规律整合融入，顺时选穴艾灸，温补阳气，固元培根。《灵枢·经别》载：“夫十二经脉者，人之所以生，病之所以成，人之所以治，病之所以起。”《灵枢·经脉》曰：“经脉者，所以能决死生，处百病，调虚实，不可不通。”某一经络功能异常，就易遭受外邪的侵袭，既病之后，外邪又可沿着经络进一步内传脏腑。经络不仅是外邪由表入里的传变途径，而且也是内脏之间、内脏与体表组织间病变相互影响的途径。所以疏通经络是治疗疾病的基础。艾灸疗法可通过热力刺激特定穴位温通经络，从而治疗疾病。

第一节 手太阴肺经

一、循行部位

手太阴肺经起于中焦，向下联络于大肠，复返向上沿着胃的上口，穿过横膈膜，直属于肺，上至气管、喉咙，沿锁骨横行至腋下（中府、云门二穴），沿着上肢内侧前缘下行，至肘中，沿前臂内侧桡骨边缘进入寸口，经大鱼际部，至拇指桡侧尖端（少商穴）。分支从腕后分出，止于食指桡侧端，下接手阳明大肠经（图 2-1）。

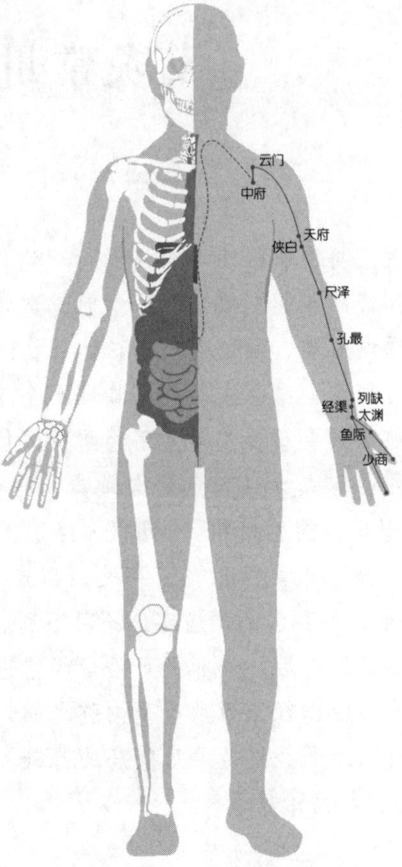

图 2-1 手太阴肺经

二、主要艾灸穴位

中府 zhōngfǔ

定位 在胸外侧部，云门下 1 寸，平第一肋间隙处，距前正中线 6 寸。

解剖 当胸大肌、胸小肌处，内侧深层为第一肋间内、外肌；上侧有腋动、静脉，胸肩峰动、静脉；布有锁骨上神经中间支，胸前神经分支及第一肋间神经外侧皮支。

主治 咳嗽，气喘，肺胀满，胸痛，肩背痛。

尺泽 chǐzé

定位 在肘横纹中，肱二头肌腱桡侧凹陷处。

解剖 在肘关节，当肘二头肌腱之外方，肱桡肌起始部；有桡侧返动、静脉分支及头静脉；布有前臂外侧皮神经，直下为桡神经。

主治 咳嗽，气喘，咳血，潮热，胸部胀满，咽喉肿痛，小儿惊风，吐泻，肘臂挛痛。

列缺 lièquē

定位 在前臂桡侧缘，桡骨茎突上方，腕横纹上 1.5 寸，当肱桡肌与拇长展肌腱之间。

简便取穴法 两手虎口自然交叉，一手食指按在另一手桡骨茎突上，指尖下凹陷中取穴。

解剖 在肱桡肌腱与拇长展肌腱之间，桡侧腕长伸肌腱内侧；有头静脉，桡动、静脉分支；布有前臂外侧皮神经和桡神经浅支的混合支。

主治 伤风，头痛，项强痛，咳嗽，气喘，咽喉肿痛，口眼㖞斜，齿痛。

太渊 tàiyuān

定位 在腕掌侧横纹桡侧，桡动脉搏动处。

解剖 桡侧腕屈肌腱的外侧，拇长展肌腱内侧；有桡动、静脉；布有前臂外侧皮神经和桡神经浅支混合支。

主治 咳嗽，气喘，咳血，胸痛，咽喉肿痛，腕臂痛，无脉症。

第二节 手阳明大肠经

一、循行部位

手阳明大肠经起于食指桡侧尖端（商阳穴），沿食指桡侧上行，经过合谷（第一、二掌骨之间）进入两筋（拇长伸肌腱和拇短伸肌腱）之间，沿上肢外侧前缘，上行至肩前，经肩髃穴（肩端部），过肩后，至项后督脉的大椎穴（第七颈椎棘突下）向前行入足阳明经的缺盆穴（锁骨上窝），向下联络肺脏，通过横膈，属大肠（图 2-2）。

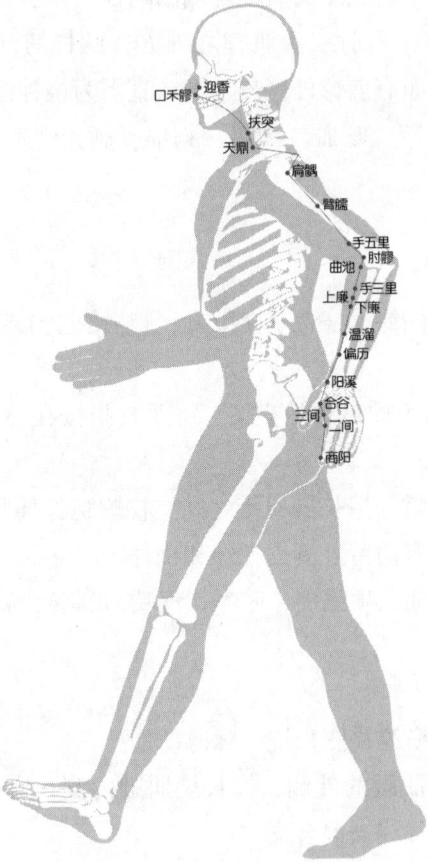

图 2-2 手阳明大肠经

二、主要艾灸穴位

合谷 hégǔ

定位 在手背，第一、二掌骨之间，当第二掌骨桡侧的中点处。

简便取穴法 以一手的拇指指骨关节横纹，放在另一手拇、食指之间的指蹼缘上，当拇指尖下取穴。

解剖 在第一、二掌骨之间，第一骨间背侧肌中，深层有拇收肌横头；有手背静脉网，为头静脉的起点，腧穴近侧正当桡动脉从手背穿向手掌之处；布有桡神经浅支的掌背侧神经，深部有正中神经的指掌侧固有神经。

主治 头痛，目赤肿痛，鼻衄，齿痛，牙关紧闭，口眼㖞斜，耳聋，痄腮，咽喉肿痛，热病无汗或多汗，腹痛，便秘，经闭，滞产。

阳溪 yángxī

定位 在腕背横纹桡侧，手拇指向上翘时，当拇短伸肌腱与拇长伸肌腱之间的凹陷中。

解剖 当拇短、长伸肌腱之间；有头静脉、桡动脉的腕背支；布有桡神经浅支。

主治 头痛，目赤肿痛，耳聋，耳鸣，齿痛，咽喉肿痛，手腕痛。

曲池 qūchí

定位 在肘横纹外侧端，屈肘，当尺泽与肱骨外上髁连线中点。

解剖 桡侧腕长伸肌起始部，肱桡肌的桡侧；有桡返动脉的分支；布有前臂背侧皮神经，内侧深层为桡神经本干。

主治 咽喉肿痛，齿痛，目赤痛，瘰疬，瘾疹，热病上肢不遂，手臂肿痛，腹痛吐泻，高血压，癫狂。

肩髃 jiānyú

定位 在臂外侧，三角肌上，臂外展，或向前平伸时，当肩峰前下方向凹陷处。

解剖 有旋肱后动、静脉；布有锁骨上神经、腋神经。

主治 肩臂挛痛，上肢不遂，瘾疹，瘰疬。

迎香 yíngxiāng

定位 在鼻翼外缘中点旁约 0.5 寸，当鼻唇沟中间。

解剖 在上唇方肌中，深部为梨状孔的边缘；有面动、静脉及眶下动、静脉分支；布有面神经与眶下神经的吻合丛。

主治 鼻塞，鼽衄，口㖞，面痒，胆道蛔虫症。

第三节 足阳明胃经

一、循行部位

足阳明胃经起于鼻翼两侧（迎香穴），上行至鼻根部，旁行入目内眦会足太阳膀胱经（睛明穴），向下沿鼻的外侧（承泣、四白），进入上齿龈内，复出绕过口角左右相交于颏唇沟（承浆穴），再向后沿着下颌出大迎穴，沿下颌角（颊车穴），上行耳前，经颧弓上行，沿着前发际，到达前额（神庭穴）。往颈部的分支，从循行于胸锁乳突肌前缘（大迎穴）下来，入锁骨上窝（缺盆穴）。进入腹部，穿过膈肌，属胃，络脾。腹部分支的主干，从缺盆下乳，循行于脐旁两寸，与从胃下口下来的内在分支在腹股沟（气冲穴）交汇。接着往下循行于腿部外侧前方，从第二趾外端出去，并经过足背，在大趾与脾经相连（图 2-3）。

二、主要艾灸穴位

颊车 jiáchē

定位 在面颊部，下颌角前上方约一横指（中指），当咀嚼时咬肌隆起，按之凹陷处。

解剖 在下颌角前方，有咬肌；有咬肌动、静脉；布有耳大神经，面神经及咬肌神经。

主治 口㖞，齿痛，颊肿，口噤不语。

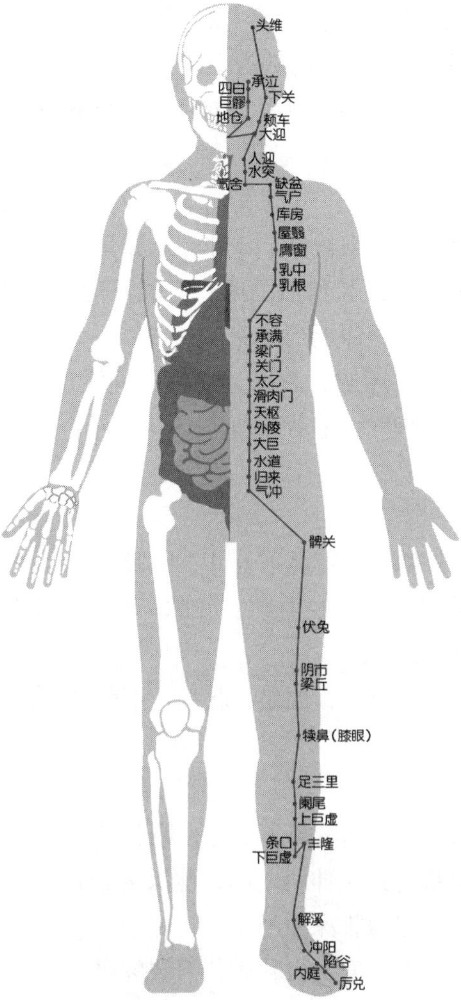

图 2-3 足阳明胃经

头维 tóuwéi

定位 在头侧部，当额角发际上 0.5 寸，头正中线旁 4.5 寸。

解剖 在颞肌上缘帽状腱膜中；有颞浅动、静脉的额支；布有耳颞神经的分支及面神经颞支。

主治 头痛，目眩，口痛，流泪，口眼㖞斜。

天枢 tiānshū

定位 在腹中部，平脐中，距脐中 2 寸。

解剖 当腹直肌及其鞘处；有第九肋间动、静脉分支及腹壁下动、静脉分支，布有第十肋间神经分支(内部为小肠)。

主治 腹痛，腹胀，便秘，腹泻，痢疾，月经不调，痛经。

足三里 zúsānlǐ

定位 在小腿前外侧，当犊鼻下 3 寸，距胫骨前缘一横指（中指）。

解剖 在胫骨前肌与趾长伸肌之间；有胫前动、静脉；为腓肠外侧皮神经及隐神经的皮支分布处，深层当腓深神经。

主治 胃痛，呕吐，噎膈，腹胀，泄泻，痢疾，便秘，乳痈，肠痈，下肢痹痛，水肿，癫狂，脚气，虚劳羸瘦。

上巨虚 shàngjùxū

定位 在小腿前外侧，当犊鼻下 6 寸，距胫骨前缘一横指（中指）。

解剖 在胫骨前肌中；有胫前动、静脉；布有腓肠外侧皮神经及隐神经的皮支，深层当腓深神经。

主治 肠鸣，腹痛，泄泻，便秘，肠痈，下肢痿痹，脚气。

下巨虚 xiàjùxū

定位 在小腿前外侧，当犊鼻下 9 寸，距胫骨前缘一横指（中指）。

解剖 在胫骨前肌与趾长伸肌之间，深层为胫长伸肌；有胫前动、静脉；布有腓浅神经分支，深层为腓深神经。

主治 小腹痛，泄泻，痢疾，乳痈，下肢痿痹。

丰隆 fēnglóng

定位 在小腿前外侧，当外踝尖上 8 寸，条口外，距胫骨前缘二横指（中指）。

解剖 在趾长伸肌外侧和腓骨短肌之间；有胫前动脉分支；当腓浅神经处。

主治 头痛，眩晕，痰多咳嗽，呕吐，便秘，水肿，癫狂，下肢痿痹。

内庭 nèitíng

定位 在足背当第二、三跖骨结合部前方凹陷处。

解剖 有足背静脉网；布有腓浅神经足背支。

主治 齿痛，咽喉肿痛，口㖞，鼻衄，胃病吐酸，腹胀，泄泻，痢疾，便秘，热病，足背肿痛。

第四节 足太阴脾经

一、循行部位

足太阴脾经起于足大趾内侧端（隐白穴），沿足内侧赤白肉际上行，经内踝前面（商丘穴），上小腿内侧，沿胫骨后缘上行，至内踝上 8 寸处（漏谷穴）走出足厥阴肝经前面，经膝股部内侧前缘至冲门穴，进入腹部，属脾络胃，向上通过横膈，挟食管旁（络大包，会中府），连于舌根，散于舌下。分支从胃上膈，注心中（交于手少阴心经）（图 2-4）。

二、主要艾灸穴位

隐白 yǐnbái

定位 在足大趾末节内侧，距趾甲角 0.1 寸。

解剖 有趾背动脉；布有腓浅神经的足背支及足底内侧神经。

主治 腹胀，便血，尿血，月经过多，崩漏，癫狂，多梦，惊风。

太白 tàibái

定位 在足内侧缘，当足大趾本节（第一跖骨关节）后下方赤白肉际凹陷处。

解剖 在踇展肌中；有足背静脉网，足底内侧动脉及足底内侧动脉分支；布有隐神经及腓浅神经分支。

主治 胃痛，腹胀，肠鸣，泄泻，便秘，痔漏，脚气，体重节痛。

公孙 gōngsūn

定位 在足内侧缘，当第一跖骨基底部的前下方。

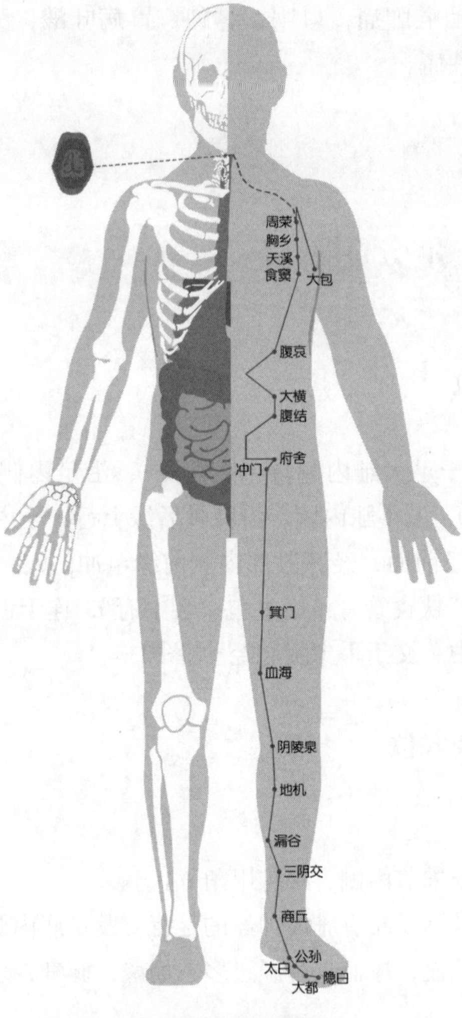

图 2-4　足太阴脾经

解剖 在踇展肌中；有足底内侧动脉分支及足背静脉网；布有隐神经及腓浅神经分支。

主治 胃痛，呕吐，腹痛，泄泻，痢疾。

三阴交 sānyīnjiāo

定位 在小腿内侧，当足内踝尖上 3 寸，胫骨内侧缘后方。

解剖 在胫骨后缘和比目鱼肌之间，深层有屈趾长肌；有大隐静脉，胫后动、静脉；布有小腿内侧皮神经，深层后方有胫神经。

主治 肠鸣腹胀，泄泻，月经不调，带下，阴挺，不孕，滞产，遗精，阳痿，遗尿，疝气，失眠，下肢痿痹，脚气。

地机 dìjī

定位 在小腿内侧，当内踝尖与阴陵泉的连线上，阴陵泉下 3 寸。

解剖 在胫骨后缘与比目鱼肌之间；前方有大隐静脉及膝降动脉的末支，深层有胫后动、静脉；布有小腿内侧皮神经，深层后方有胫神经。

主治 腹痛，泄泻，小便不利，水肿，月经不调，痛经，遗精。

阴陵泉 yīnlíngquán

定位 在小腿内侧，当胫骨内侧髁后下方凹陷处。

解剖 在胫骨后缘和腓肠肌之间，比目鱼肌起点上；前方有大隐静脉，膝最上动脉，最深层有胫后动、静脉；布有小腿内侧皮神经本干，最深层有胫神经。

主治 腹胀，泄泻，水肿，黄疸，小便不利或失禁，膝痛。

血海 xuèhǎi

定位 屈膝，在大腿内侧，髌底内侧端上 2 寸，当股四头肌内侧头的隆起处。

简便取穴法 患者屈膝，医者以左手掌心按于患者右膝髌骨上缘，二至五指向上伸直，拇指约呈 45° 斜置，拇指尖下取穴。对侧取法仿此。

解剖 在股骨内上髁上缘，股内侧肌中间；有股动、静脉肌支；布有股前皮神经及股神经肌支。

主治 月经不调，崩漏，经闭，瘾疹，湿疹，丹毒。

大横 dàhéng

定位 在腹部，脐中旁开 4 寸。

简便取穴法 可先找到肚脐，然后在肚脐水平线上，旁开约自身手掌宽度（四指并指）的位置。

解剖 在腹外斜肌肌部及腹横肌肌部；有第十一肋间动、静脉；布有第十二肋间神经。

主治 泄泻，便秘，腹痛。

大包 dàbāo

定位 在侧胸部，腋中线上，当第六肋间隙处。

解剖 在第六肋间隙，前锯肌中；有胸背动、静脉及第六肋间动、静脉；布有第六肋间神经，当胸长神经直系的末端。

主治 气喘，胸胁痛，全身疼痛，四肢无力。

第五节 手少阴心经

一、循行部位

手少阴心经起于心中，出来属于“心系”（心脏与其他脏器相连系的脉络），向下通过横膈至任脉的下脘穴附近，络小肠。上头面的分支，从“心系”出来，挟食管与“目系”（眼球、视神经、视觉中枢）相连。胸走手的分支，再次从“心系”出来，上与肺连，从腋窝（极泉）出来，循行于手臂内侧的后方，最后从小指（少冲）出去，与小肠经相连（图 2-5）。

二、主要艾灸穴位

通里 tōnglǐ

定位 在前臂掌侧，当尺侧腕屈肌腱的桡侧缘，腕横纹上 1 寸。

解剖 在尺侧腕屈肌与指浅屈肌之间，深层为指深屈肌；有尺动脉通过；布有前臂内侧皮神经，尺侧为尺神经。

主治 心悸，怔忡，暴喑，舌强不语，腕臂痛。

神门 shénmén

定位 在腕部，腕掌侧横纹尺侧端，尺侧腕屈肌腱的桡侧凹陷处。

解剖 在尺侧腕屈肌与指浅屈肌之间，深层为指深屈肌；有尺动脉通过；布有前臂内侧皮神经，尺侧为尺神经。

主治 心痛，心烦，惊悸，怔忡，健忘，失眠，癫狂痫，胸胁痛。

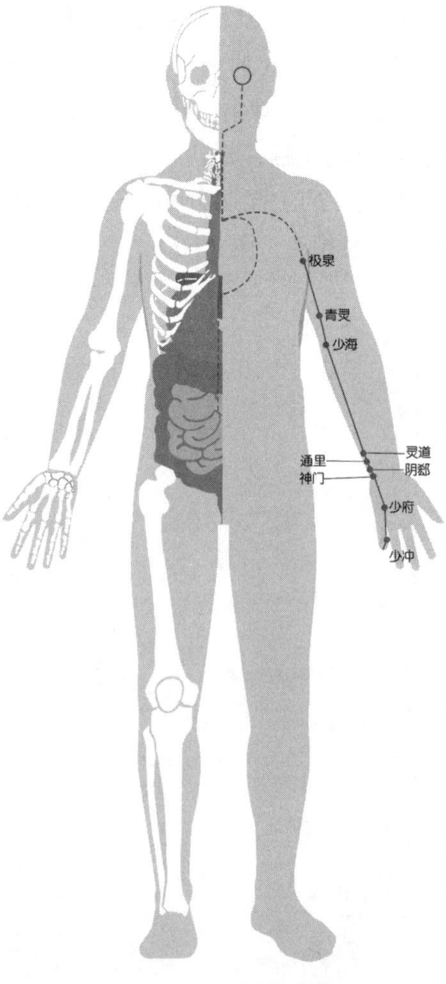

图 2-5 手少阴心经

第六节 手太阳小肠经

一、循行部位

手太阳小肠经起于小指尺侧端（少泽穴），沿手掌尺侧，直上过腕部外侧

（阳谷穴），沿前臂外侧后缘上行，经尺骨鹰嘴与肱骨内上髁之间（小海穴），沿上臂外侧后缘，出于肩关节后面（肩贞穴），绕行于肩胛部，交会于督脉之大椎穴，从大椎向前经足阳明经的缺盆，进入胸部深层，下行至任脉的膻中穴处，络于心，再沿食管通过横膈，到达胃部，直属小肠。往头面的分支，从缺盆上项部，与面颊相连，向上至眼外角，进入耳中。最后从面颊走鼻，在眼内角（睛明穴）与膀胱经相连（图 2-6）。

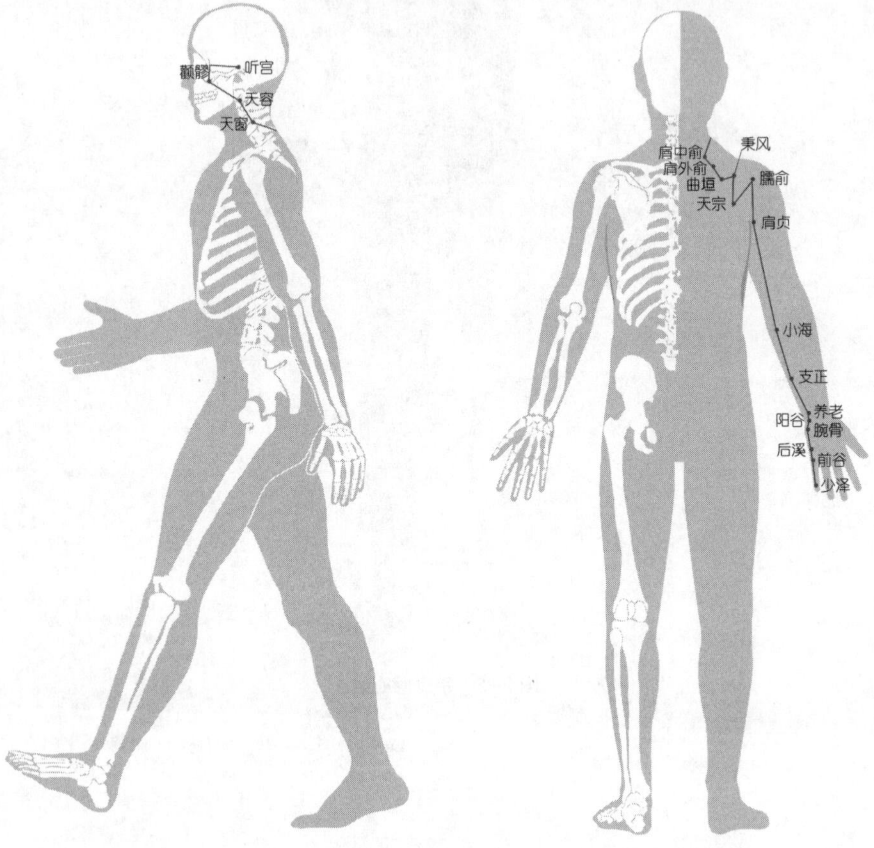

图 2-6　手太阳小肠经

二、主要艾灸穴位

后溪 hòuxī

定位 在手掌尺侧，微握拳，当小指本节（第五指掌关节）后的远侧掌横纹头赤白肉际处。

解剖 在小指尺侧，第五掌骨小头后方，当小指展肌起点外缘；有指背动、静脉，手背静脉网；布有尺神经手背支。

主治 头项强痛，目赤，耳聋，咽喉肿痛，腰背痛，癫狂痫，疟疾，手指及肘臂挛痛。

腕骨 wàngǔ

定位 在手掌尺侧，当第五掌骨基底与三角骨之间的凹陷（赤白肉际）处。

解剖 在手背尺侧，小指展肌起点外缘；有腕背侧动脉（尺动脉分支），手背静脉网；布有尺神经手背支。

主治 头项强痛，耳鸣，目翳，黄疸，热病，疟疾，指挛腕痛。

颧髎 quánliáo

定位 在面部，当目外眦直下，颧骨下缘凹陷处。

解剖 在颧骨下颌突的后下缘稍后，咬肌的起始部，颧肌中；有面横动、静分支；布有面神经及眶下神经。

主治 口眼㖞斜，颊肿，眼睑瞤动，齿痛，唇肿，目黄，面赤。

听宫 tīnggōng

定位 在面部，耳屏前，下颌骨髁状突的后方，张口时呈凹陷处。

解剖 有颞浅动、静脉的耳前支；布有面神经及三叉神经第三支的耳颞神经。

主治 耳鸣，耳聋，耳聤，齿痛，失音，癫狂痫。

第七节 足太阳膀胱经

一、循行部位

足太阳膀胱经起于内眼角（睛明穴），上过额部，直至巅顶交会于督脉的百会穴。它的支脉：从头顶分出到耳上角。其直行主干：从头顶入内络于脑（络却、玉枕；脑户、风府），复出项部（天柱）分开下行：一支沿肩胛内侧，夹脊旁（经大杼、风门、肺俞、厥阴俞、心俞、督俞、膈俞），到达腰中（肝俞、胆俞、脾俞、胃俞、三焦俞、肾俞），进入脊旁筋肉，络于肾，属于膀胱（气海俞、大肠俞、关元俞、小肠俞、膀胱俞、中膂俞、白环俞）。一支从腰中分出，夹脊旁，通过臀部（上髎、次髎、中髎、下髎、会阳、承扶），进入窝中（殷门、委中）。背部另一支脉：从肩胛内侧分别下行，通过肩胛［附分、魄户、膏肓、神堂、譩譆（yīxī）、膈关、魂门、阳纲、意舍、胃仓、肓门、志室、胞肓、秩边］，经过髋关节部（环跳），沿大腿外侧后边下行（浮郄、委阳），会合于窝中（委中），由此向下通过腓肠肌部（合阳、承筋、承山），出外踝后方（飞扬、跗阳、昆仑），沿第五跖骨粗隆（仆参、申脉、金门、京骨），到小趾的外侧（束骨、足通谷、至阴），与足少阴肾经相接（图 2-7）。

二、主要艾灸穴位

肺俞 fèishū

定位 在背部，当第三胸椎棘突下，旁开 1.5 寸。

解剖 有斜方肌、菱形肌，深层为最长肌；有第三肋间动、静脉后支；布有第三或第四胸神经后支的皮支，深层为第三胸神经后支外侧支。

主治 咳嗽，气喘，吐血，骨蒸，潮热，盗汗，鼻塞。

心俞 xīnshū

定位 在背部，当第五胸椎棘突下，旁开 1.5 寸。

解剖 有斜方肌、菱形肌，深层为最长肌；有第五肋间动、静脉后支；布有第五或第六胸神经后支的皮支，深层为第五胸神经后支外侧支。

主治 心痛，惊悸，咳嗽，吐血，失眠，健忘，盗汗，梦遗，癫痫。

膈俞 géshū

定位 在背部，当第七胸椎棘突下，旁开 1.5 寸。

解剖 在斜方肌下缘，有背阔肌，最长肌；有第七肋间动、静脉后支；布有第七或第八胸神经后支的皮支，深层为第七胸神经后支外侧支。

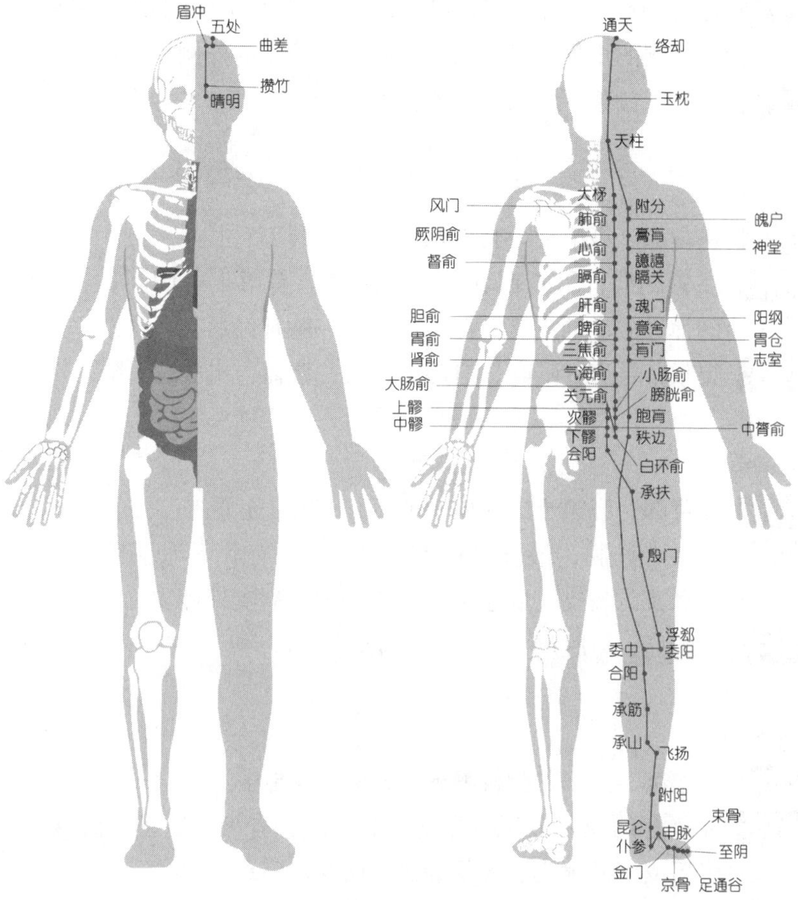

图 2-7 足太阳膀胱经

主治 呕吐，呃逆，气喘，咳嗽，吐血，潮热，盗汗。

肝俞 gānshū

定位 在背部，当第九胸椎棘突下，旁开 1.5 寸。

解剖 在背阔肌，最长肌和髂肋肌之间；有第九肋间动、静脉后支；布有第九或第十胸神经后支的皮支，深层为第九胸神经后支外侧支。

主治 黄疸，胁痛，吐血，目赤，目眩，雀目，癫狂痫，脊背痛。

胆俞 dǎnshū

定位 在背部，当第十胸椎棘突下，旁开 1.5 寸。

解剖 在背阔肌，最长肌和髂肋肌之间；有第十肋间动、静脉后支；布有第十胸神经后支的皮支，深层为第十胸神经后支的外侧支。

主治 黄疸，口苦，肋痛，肺痨，潮热。

脾俞 pǐshū

定位 在背部，当第十一胸椎棘突下，旁开 1.5 寸。

解剖 在背阔肌，最长肌和髂肋肌之间；有第十一肋间动、静脉后支；布有第十一胸神经后支的皮支，深层为第十一胸神经后支肌支。

主治 腹胀，黄疸，呕吐，泄泻，痢疾，便血，水肿，背痛。

胃俞 wèishū

定位 在背部，当第十二胸椎棘突下，旁开 1.5 寸。

解剖 在腰背筋膜，最长肌和髂肋肌之间；有肋下动、静脉后支；布有第十二胸神经后支的皮支，深层为第十二胸神经后支外侧支。

主治 胸胁痛，胃脘痛，呕吐，腹胀，肠鸣。

肾俞 shènshū

定位 在腰部，当第二腰椎棘突下，旁开 1.5 寸。

解剖 在腰背筋膜，最长肌和髂肋肌之间：有第二腰动、静脉后支；布有第一腰神经后支的外侧支，深层为第一腰丛。

主治 遗尿，遗精，阳痿，月经不调，白带，水肿，耳鸣，耳聋，腰痛。

大肠俞 dàchángshū

定位 在腰部，当第四腰椎棘突下，旁开 1.5 寸。

解剖 在腰背筋膜，最长肌和髂肋肌之间；有第四腰动、静脉后支；布有第三腰神经皮支，深层为腰丛。

主治 腹胀，泄泻，便秘，腰痛。

关元俞 guānyuánshū

定位 在腰部，当第五腰椎棘突下，旁开 1.5 寸。

解剖 上有骶棘肌；有腰最下动、静脉后支的内侧支；布有第五腰神经后支。

主治 腹胀、泄泻，小便频数或不利，遗尿，腰痛。

小肠俞 xiǎochángshū

定位 在骶部，当骶正中嵴旁1.5寸，平第一骶后孔。

解剖 在骶髂肌起始部和臀大肌起始部之间；有骶外侧动、静脉后支的外侧支；布有第一骶神经后支外侧支，第五腰神经后支。

主治 遗精，遗尿，尿血，白带，小腹胀痛，泄泻，痢疾，疝气，腰腿疼。

膀胱俞 pángguāngshū

定位 在骶部，当骶正中嵴旁1.5寸，平第二骶后孔。

解剖 在骶棘肌起始部和臀大肌起始部之间；有骶外侧动、静脉后支；布有臀中皮神经分支。

主治 小便不利，遗尿，泄泻，便秘，腰脊强痛。

次髎 cìliáo

定位 在骶部，当髂后上棘内下方，对应第二骶后孔处。

解剖 在臀大肌起始部，当骶外侧动、静脉后支处，为第二骶神经后支通过处。

主治 疝气，月经不调，痛经，带下，小便不利，遗精，腰痛，下肢痿痹。

委中 wěizhōng

定位 在腘横纹中点，当股二头肌腱与半腱肌腱的中间。

解剖 在腘窝正中，有腘筋膜；皮下有股腘静脉，深层内侧为腘静脉，最深层为腘动脉有股后皮神经，正当胫神经处。

主治 腰痛，下肢痿痹，腹痛，吐泻，小便不利，遗尿，丹毒。

承山 chéngshān

定位 在小腿后面正中，委中与昆仑之间，当伸直小腿或足跟上提时腓肠肌肌腹下出现尖角凹陷处。

解剖 在腓肠肌两肌腹交界下端；有小隐静脉，深层为股后动、静脉；布有腓肠内侧皮神经，深层为腓神经。

主治 痔疾，脚气，便秘，腰腿拘急疼痛。

申脉 shēnmài

定位 在足外侧部，外踝直下方凹陷中。

解剖 在腓骨长短肌腱上缘；有外踝动脉网及小隐静脉；布有腓肠神经的足背外侧皮神经分支。

主治 头痛，眩晕，癫狂痫，腰腿酸痛，目赤痛，失眠。

京骨 jīnggǔ

定位 在足外侧部，第五跖骨粗隆下方，赤白肉际处。

解剖 在小趾外展肌下方；有足底外侧动、静脉；布有足背外侧皮神经，深层为足底外侧神经。

主治 头痛，项强，目翳，癫痫，腰痛。

至阴 zhìyīn

定位 在足小趾末节外侧，距趾甲角 0.1 寸。

解剖 有趾背动脉及趾跖侧固有动脉形成的动脉网；布有趾跖侧固有神经及足背外侧皮神经。

主治 头痛，目痛，鼻塞，鼻衄，胎位不正，难产。

第八节 足少阴肾经

一、循行部位

足少阴肾经起于足小趾下，斜向于足心（涌泉穴），出于舟骨粗隆下（然谷穴），经内踝后进入足跟，再向上沿小腿内侧后缘上行，出腘窝内侧，直至大腿内侧后缘，入脊内，穿过脊柱，属肾，络膀胱。直上的分支，从肾贯穿肝脏与膈肌，进入肺，经过气管与舌根相连。最后从肺出来，流注于胸中与心包经相连（图 2-8）。

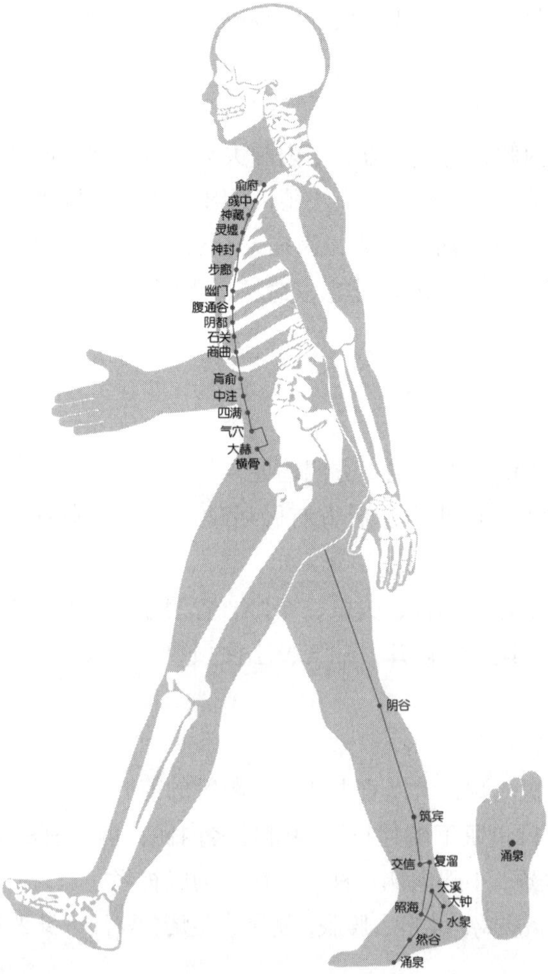

图 2-8 足少阴肾经

二、主要艾灸穴位

涌泉 yǒngquán

定位 在足底部，卷足时足前部凹陷处，约当第二、三跖趾缝纹头端与足跟连线的前 1/3 与后 2/3 交点上。

解剖 有指短屈肌腱、指长屈肌腱、第二蚓状肌，深层为骨间肌；上有来自胫前动脉的足底弓；布有足底内侧神经支。

主治 头顶痛，头晕，眼花，咽喉痛，舌干，失音，小便不利，大便难，小儿惊风，足心热，癫痫，霍乱转筋，昏厥。

太溪 tàixī

定位 在足内侧，内踝后方，当内踝尖与跟腱之间的凹陷处。

解剖 有胫后动、静脉；布有小腿内侧皮神经，当胫神经经过之处。

主治 头痛目眩，咽喉肿痛，齿痛，耳聋，耳鸣，咳嗽，气喘，胸痛咳血，消渴，月经不调，失眠，健忘，遗精，阳痿，小便频数，腰脊痛，下肢厥冷，内踝肿痛。

照海 zhàohǎi

定位 在足内侧，内踝尖下方凹陷处。

解剖 在踇外展肌止点；后方有胫后动、静脉；布有小腿内侧皮神经，深部为胫神经本干。

主治 咽喉干燥，痫证，失眠，嗜卧，惊恐不宁，目赤肿痛，月经不调，痛经，赤白带下，阴挺，阴痒，疝气，小便频数，脚气。

复溜 fùliū

定位 在小腿内侧，太溪直上 2 寸，跟腱的前方。

解剖 在比目鱼肌下端移行于跟腱处之内侧；前方有胫后动、静脉；布有腓肠内侧皮神经，小腿内侧皮神经，深层为胫神经。

主治 泄泻，肠鸣，水肿，腹胀，腿肿，足痿，盗汗，身热无汗，腰脊强痛。

第九节 手厥阴心包经

一、循行部位

手厥阴心包经起于胸中，出属于心包络，通过横膈，依次循序下行，通过胸部、上腹、下腹，联络三焦。其支脉，从胸部向外侧循行，至腋下 3 寸处，再向上抵达腋部，沿上臂内侧下行于手太阴、手少阴经之间，进入肘中，再向下至前臂，沿两筋之间，进入掌中，循行至中指的末端。一支脉从掌中分出，沿环指到指端（图 2-9）。

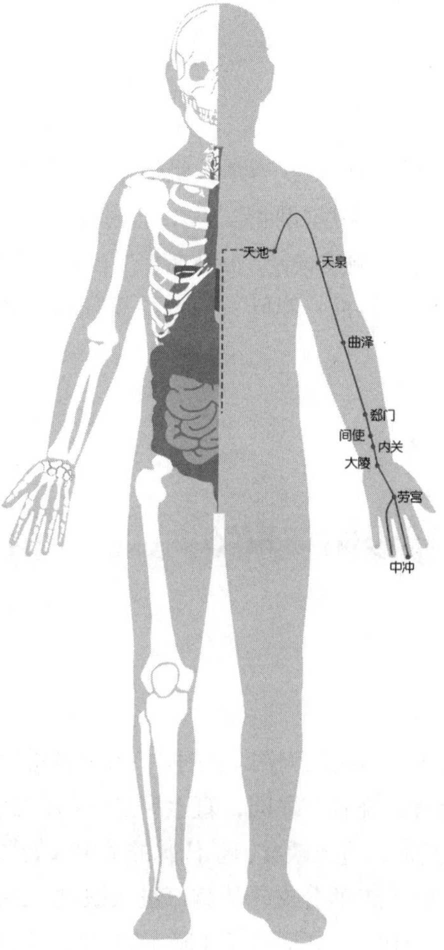

图 2-9　手厥阴心包经

二、主要艾灸穴位

内关 nèiguān

定位 在前臂掌侧，当曲泽与大陵的连线上，腕横纹上 2 寸，掌长肌腱与桡侧腕屈肌腱之间。

解剖 在桡侧腕屈肌腱与掌长肌腱之间，有指浅屈肌，深层为指深屈肌；

有前臂正中动、静脉，深层为前臂掌侧骨间动、静脉；布有前臂内侧皮神经，下为正中神经掌皮支，最深层为前臂掌侧骨间神经。

主治 心痛，心悸，胸痛，胃痛，呕吐，呃逆，失眠，癫狂痫，郁证，眩晕，中暑。

大陵 dàlíng

定位 在腕掌横纹的中点处，当掌长肌腱与桡侧腕屈肌腱之间。

解剖 在掌长肌腱与桡侧腕屈肌腱之间，有拇长屈肌和指深屈肌腱；有腕掌侧动、静脉网；布有前臂内侧皮神经、正中神经掌皮支，深层为正中神经本干。

主治 心痛，心悸，胃痛，呕吐，惊悸，癫狂痫，胸胁痛，腕关节疼痛，喜笑悲恐。

第十节 手少阳三焦经

一、循行部位

手少阳三焦经起于无名指尺侧端（关冲），沿无名指尺侧缘，上过手背，出于前臂伸侧两骨（尺骨、桡骨）之间，直上穿过肘部，沿上臂外侧，上行至肩部，交出足少阳经的后面，进入缺盆，于任脉的膻中穴处散络于心包，向下通过横膈广泛遍属三焦。往上走的分支，从胸口进入缺盆，经过颈项，在耳朵后方（翳风）交汇，环绕整个耳朵，在眼外角（瞳子髎）与胆经相交接（图 2–10）。

二、主要艾灸穴位

中渚 zhōngzhǔ

定位 在手背部，当环指本节（第四掌指关节）的后方，第四、五掌骨间凹陷处。

解剖 有第四骨间肌；皮下有手背静脉网及第四掌背动脉；布有来自尺神经的手背支。

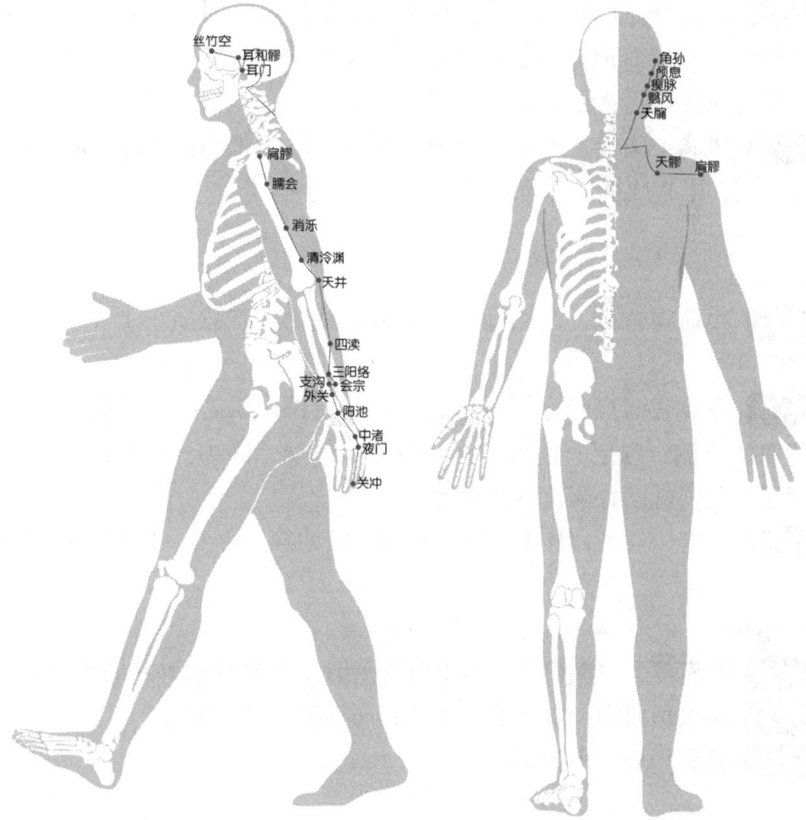

图 2-10 手少阳三焦经

主治 头痛，目眩，目赤，目痛，耳聋，耳鸣，喉痹，肩背肘臂酸痛，手指不能屈伸，脊膂痛，热病。

阳池 yángchí

定位 在腕背横纹中，当指伸肌腱的尺侧缘凹陷处。

解剖 皮下有手背静脉网，第四掌背动脉；布有尺神经手背支及前臂背侧皮神经末支。

主治 腕痛，肩臂痛，耳聋，疟疾，消渴，口干，喉痹。

外关 wàiguān

定位 在前臂背侧，当阳池与肘尖的连线上，腕背横纹上 2 寸，尺骨与桡骨之间。

解剖 在桡骨与尺骨之间，指伸肌与小指伸肌之间，屈肘俯掌时则在指伸肌的桡侧；深层有前臂骨间背侧动脉和掌侧动、静脉；布有前臂背侧皮神经，深层有前臂骨间背侧及掌侧神经。

主治 热病，头痛，颊痛，耳聋，耳鸣，目赤肿痛，胁痛，肩背痛，肘臂屈伸不利，手指疼痛，手颤。

支沟 zhīgōu

定位 在前臂背侧，当阳池与肘尖的连线上，腕背横纹上 3 寸，尺骨与桡骨之间。

解剖 在桡骨与尺骨之间，指总伸肌与拇长伸肌之间，屈肘俯掌时则在指总伸肌的桡侧；深层有前臂骨间背侧和掌侧动、静脉；布有前臂背侧皮神经，深层有前臂骨间背侧及掌侧神经。

主治 暴喑，耳聋，耳鸣，肩背酸痛，胁肋痛，呕吐，便秘，热病。

肩髎 jiānliáo

定位 在肩部，肩髃后方，当上臂外展时，于肩峰后下方呈现凹陷处。

解剖 在三角肌中；有旋肱后动脉；布有腋神经的肌支。

主治 臂痛，肩重不能举。

翳风 yìfēng

定位 在耳垂后方，当乳突与下颌角之间的凹陷处。

解剖 有耳后动、静脉，颈外浅静脉；布有耳大神经，深部为面神经干从颅骨穿出处。

主治 耳鸣，耳聋，口眼㖞斜，牙关紧闭，颊肿，瘰疬。

第十一节 足少阳胆经

一、循行部位

足少阳胆经起于目外眦（瞳子髎），向上到达额角部，下行至耳后（完骨），外折向上行，经额部至眉上（阳白），复返向耳后（风池），再沿颈部侧面行于手少阳三焦经之前，至肩上交出于手少阳三焦经之后，向下进入缺盆部。耳后的分支，经过耳前，于目外眦交汇。面部向下走的分支从目外眦出来，经过脸颊至颧骨下方。往下走的分支，从脸颊分出，经过颈部，至缺盆汇合；入脏腑的分支，穿过胸口膈肌，络肝，属胆，接着沿着胁肋内部，从腹股沟出来，进入髋关节；直下腋窝的分支，经过季胁，在髋关节交合。向下走至腿部外侧中线，从第四、五趾间出去。最后，经过足背，从踇出去，与肝经相连（图 2-11）。

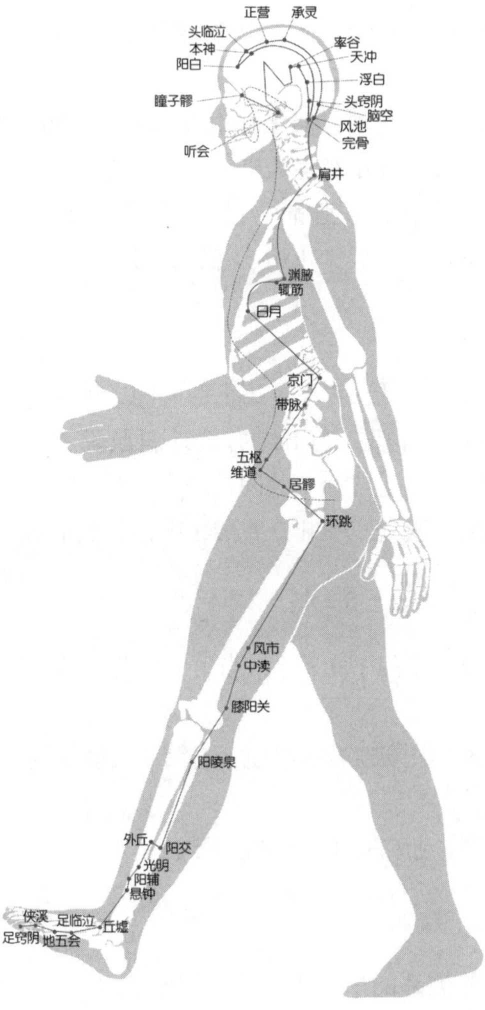

图 2-11 足少阳胆经

二、主要艾灸穴位

率谷 shuàigǔ

定位 在头部，当耳尖直上入发际 1.5 寸，角孙直上方。

解剖 在颞肌中；有颞动、静脉顶支；布有耳颞神经和枕大神经会合支。

主治 头痛，眩晕，呕吐，小儿惊风。

风池 fēngchí

定位 在项部，当枕骨之下，与风府相平，胸锁乳突肌与斜方肌上端之间的凹陷处。

解剖 在胸锁乳突肌与斜方肌上端附着部之间的凹陷中，深层为头夹肌；有枕动、静脉分支；布有枕小神经之支。

主治 头痛，眩晕，颈项强痛，目赤痛，目泪出，鼻渊，鼻衄，耳聋，气闭，中风，口眼㖞斜，疟疾，热病，感冒，瘿气。

日月 rìyuè

定位 在上腹部，当乳头直下，第七肋间隙，前正中线旁开 4 寸。

解剖 有肋间内、外肌，肋下缘有腹外斜肌腱膜、腹内斜肌、腹横肌；有肋间动、静脉；布有第七或第八肋间神经。

主治 胁肋疼痛，胀满，呕吐，吞酸，呃逆，黄疸。

带脉 dàimài

定位 在侧腹部，章门下 1.8 寸，当第十二肋骨游离端下方垂线与脐水平线的交点上。

解剖 上有腹内、外斜肌及腹横肌；有第十二肋间动、静脉；布有第十二肋间神经。

主治 月经不调，赤白带下，疝气，腰胁痛。

风市 fēngshì

定位 在大腿外侧部的中线上，当腘横纹上 7 寸；或直立垂手时，中指尖处。

解剖 在阔筋膜下，股外侧肌中；有旋股外侧动、静脉肌支；布有股外侧皮神经，股神经肌支。

主治 中风半身不遂，下肢痿痹、麻木，遍身瘙痒，脚气。

阳陵泉 yánglíngquán

定位 在小腿外侧，当腓骨小头前下方凹陷处。

解剖 在腓骨长、短肌中；有膝下外侧动、静脉；当腓总神经分为腓浅神经及腓深神经处。

主治 半身不遂，下肢痿痹、麻木，膝肿痛，脚气，胁肋痛，口苦，呕吐，黄疸，小儿惊风，破伤风。

光明 guāngmíng

定位 在小腿外侧，当外踝尖上 5 寸，腓骨前缘。

解剖 在趾长伸肌和腓骨短肌之间；有胫前动、静脉；布有腓浅神经。

主治 目痛，夜盲，乳胀痛，膝痛，下肢痿痹，颊肿。

丘墟 qiūxū

定位 在外踝的前下方，当趾长伸肌腱的外侧凹陷处。

解剖 在趾短伸肌起点；有外踝前动、静脉分支；布有足背中间皮神经分支及腓浅神经分支。

主治 颈项痛，腋下肿，胸胁痛，下肢痿痹，外踝肿痛，疟疾，疝气，目赤肿痛，目生翳膜。

足临泣 zúlínqì

定位 在足背外侧，第四趾关节的后方，小趾伸肌腱的外侧凹陷处。

解剖 有足背静脉网，第四趾背侧动、静脉；布有足背中间皮神经。

主治 头痛，目外眦痛，目眩，乳痈，瘰疬，胁肋痛，疟疾，中风偏瘫，痹痛不仁，足跗肿痛。

第十二节 足厥阴肝经

一、循行部位

足厥阴肝经起于足大趾爪甲后丛毛处（大敦穴），沿足背内侧向上，经过内踝前一寸处（中封穴），上行小腿内侧（经过足太阴脾经的三阴交），至内踝上8寸处交出于足太阴脾经的后面，至腘窝内侧（曲泉穴）沿大腿内侧中线，进入阴毛中，环绕过生殖器，至小腹，夹胃两旁，属肝，络胆，向上通过横膈，分布于胁肋部，沿喉咙之后，向上进入鼻咽部，连接目系（眼球后的脉络联系），上经前额到达巅顶与督脉交会。面部向下的分支，从目系下循脸颊，环绕着整个嘴唇。最后，从肝分出，穿过膈肌注肺中，交手太阴肺经（图2-12）。

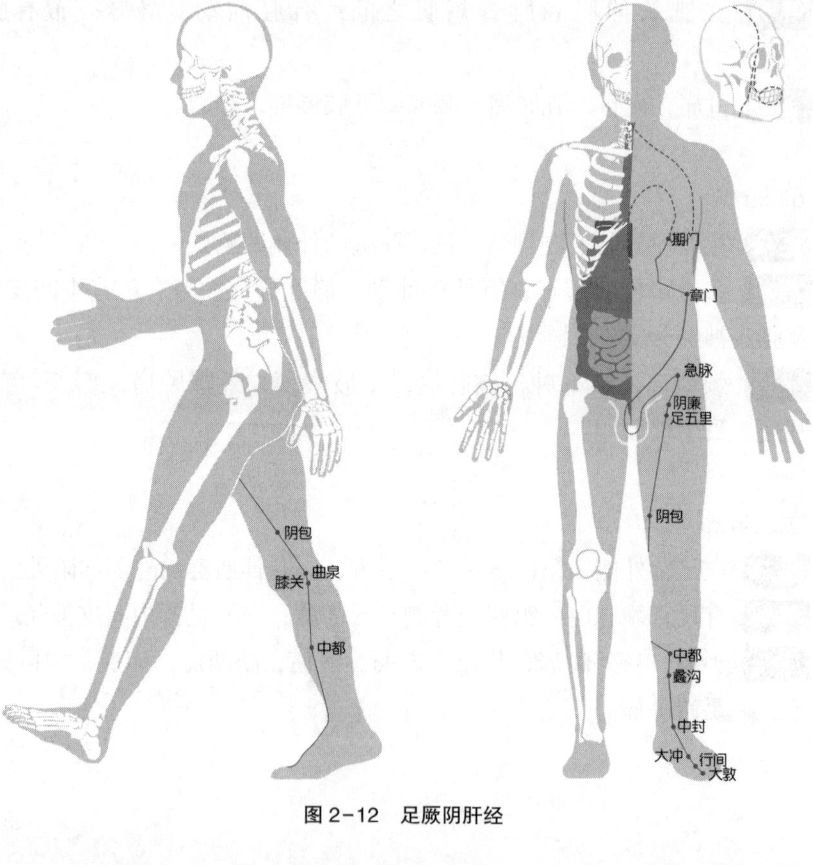

图2-12 足厥阴肝经

二、主要艾灸穴位

行间 xíngjiān

定位 在足背侧，当第一、二趾间，趾蹼缘的后方赤白肉际处。

解剖 有足背静脉网；第一趾背侧动、静脉；腓神经的跖背侧神经分为趾背神经的分支处。

主治 月经过多，闭经，痛经，白带，阴中痛，遗尿，淋证，疝气，胸胁满痛，呃逆，咳嗽，洞泄，头痛，眩晕，目赤痛，青盲，中风，癫痫，瘛疭，失眠，口㖞，膝肿，下肢内侧痛，足跗肿痛。

太冲 tàichōng

定位 在足背侧，当第一、二跖骨结合部前凹陷中。

解剖 在踇长伸肌腱外缘；有足背静脉网，第一跖背侧动脉；布有腓深神经的跖背侧神经，深层为胫神经足底内侧神经。

主治 头痛，眩晕，疝气，月经不调，癃闭，遗尿，小儿惊风，癫狂，痫证，胁痛，腹胀，黄疸，呕逆，咽痛咽干，目赤肿痛，高血压，膝股内侧痛，足跗肿，下肢痿痹。

曲泉 qūquán

定位 在膝内侧，屈膝，当膝关节内侧端，股骨内侧髁的后缘，半腱肌、半膜肌止端的前缘凹陷处。

解剖 在股骨内髁后缘，半膜肌、半腱肌止点前上方；有大隐静脉，膝降动脉；布有隐神经、闭孔神经，深向腘窝可及胫神经。

主治 月经不调，痛经，白带，阴挺，阴痒，产后腹痛，遗精，阳痿，疝气，小便不利，头痛，目眩，癫狂，膝关节肿痛，下肢痿痹。

章门 zhāngmén

定位 在侧腹部，当第十一肋游离端的下方。

解剖 有腹内、外斜肌及腹横肌；有肋间动脉末支；布有第十、十一肋间神经；右侧当肝脏下缘，左侧当脾脏下缘。

主治 腹痛，腹胀，肠鸣，泄泻，呕吐，神疲肢倦，胸胁痛，黄疸，痞块，小儿疳积，腰脊痛。

期门 qīmén

定位 在胸部，当乳头直下，第六肋间隙，前正中线旁开 4 寸。

解剖 有腹直肌，肋间肌；有肋间动、静脉；布有第六、七肋间神经。

主治 胸胁胀满疼痛，呕吐，呃逆，吞酸，腹胀，泄泻，饥不欲食，胸中热，咳喘，奔豚，疟疾，伤寒热入血室。

第十三节 督脉

督，有总督的意思。督脉行于背正中，能总督一身之阳经，故又称“阳脉之海”。

一、循行部位

起于胞中，下出会阴，后行于腰背正中，经项部，进入脑内，并由项沿头部正中线，经头顶、额部、鼻部、上唇，到上唇系带处，其支脉络肾、贯心（图 2–13）。

二、主要艾灸穴位

命门 mìngmén

定位 在腰部，当后正中线上，第二腰椎棘突下凹陷中。

解剖 在腰背筋膜、棘上韧带及棘间韧带中；有腰动脉后支及棘间皮下静脉丛；布有腰神经后支内侧支。

主治 虚损腰痛，脊强反折，遗尿，尿频，泄泻，遗精，白浊，阳痿，早泄，赤白带下，胎屡坠，五劳七伤，头晕耳鸣，癫痫，惊恐，手足逆冷。

大椎 dàzhuī

定位 在后正中线上，第七颈椎棘突下凹陷中。

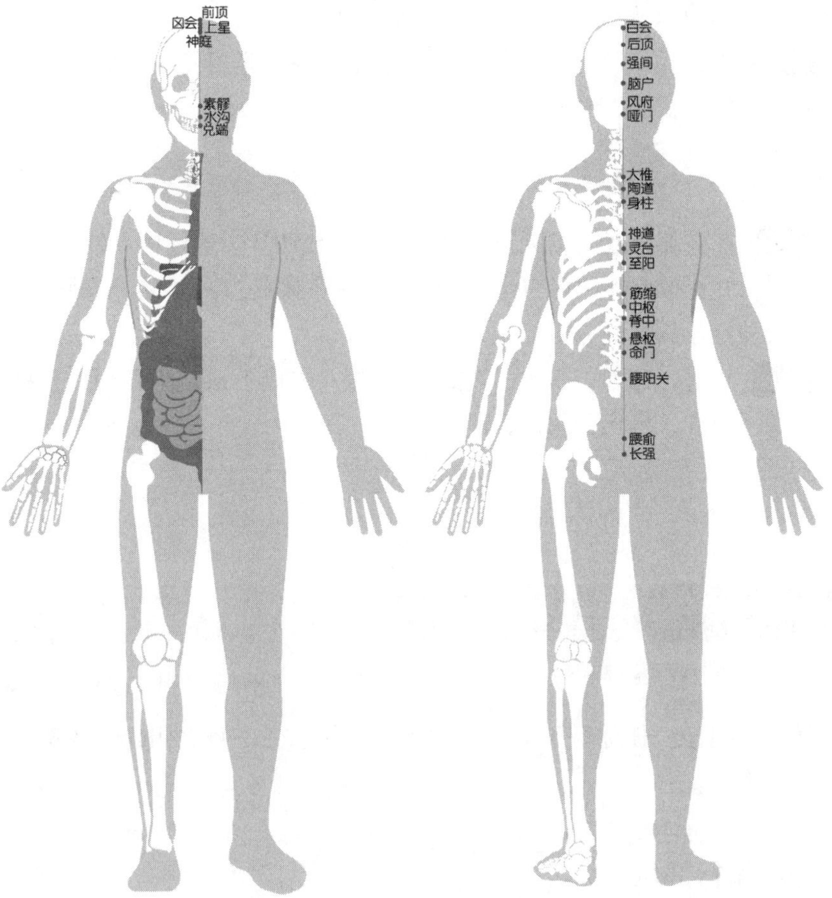

图 2-13　督脉

解剖 在腰背筋膜、棘上韧带及棘间韧带中；有颈横动脉分支，棘间皮下静脉丛；布有第七颈神经后支内侧支。

主治 热病，疟疾，咳嗽，喘逆，骨蒸潮热，项强，肩背痛，腰脊强，角弓反张，小儿惊风，癫狂痫，五劳虚损，七伤乏力，中暑，霍乱，呕吐，黄疸，风疹。

风府 fēngfǔ

定位 在项部，当后发际正中直上 1 寸，枕外隆凸直下，两侧斜方肌之间凹陷处。

解剖 在项韧带和项肌中，深部为环枕后膜和小脑延髓池；有枕动、静脉分支及棘间静脉丛；布有第三颈神经和枕大神经支。

主治 癫狂痫，癔症，中风不语，悲恐惊悸，半身不遂，眩晕，颈项强痛，咽喉肿痛，目痛，鼻衄。

百会 bǎihuì

定位 在头部，当前发际正中直上5寸，或两耳尖连线中点处。

解剖 在帽状腱膜中；有左右颞浅动、静脉及左右枕动、静脉吻合网；布有枕大神经及额神经分支。

主治 头痛，眩晕，惊悸，健忘，尸厥，中风不语，癫狂痫，癔症，耳鸣，鼻塞，脱肛，痔疾，阴挺，泄泻。

第十四节 任脉

任，即担任。任脉行于胸腹部的正中，能总任一身之阴经，故有“阴脉之海”的称号。

一、循行部位

起于胞中，下出会阴，经阴毛部，沿腹部正中线上行，通过胸部、颈部，到达下唇内，环绕口唇，分行至两目下（图2-14）。

二、主要艾灸穴位

中极 zhōngjí

定位 在下腹部，前正中线上，当脐中下4寸。

解剖 在腹白线上，深部为乙状结肠；有腹壁浅动、静脉分支，腹壁下动、静脉分支；布有髂腹下神经的前皮支。

主治 小便不利，遗溺不禁，阳痿，早泄，遗精，白浊，疝气偏坠，积聚疼痛，月经不调，阴痛，阴痒，痛经，带下，崩漏，阴挺，产后恶露不止，

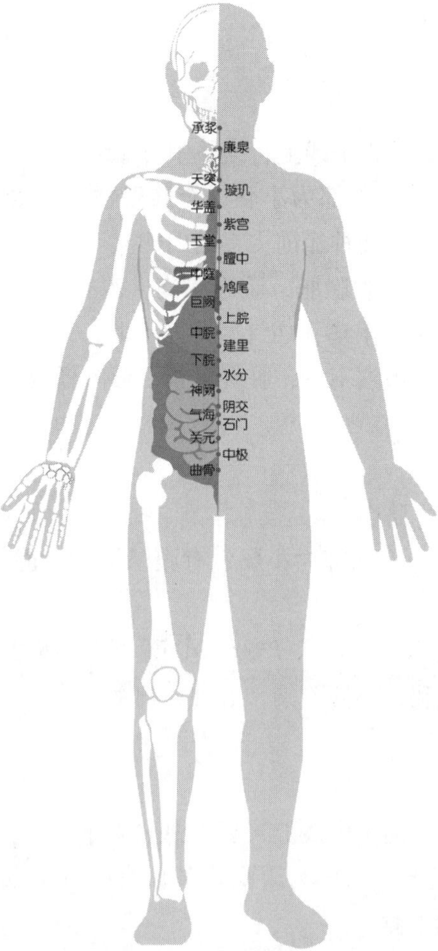

图 2-14 任脉

胞衣不下，水肿。

关元 guānyuán

定位 在下腹部，前正中线上，当脐中下 3 寸。

解剖 在腹白线上，深部为小肠；有腹壁浅动、静脉分支，腹壁下动、静脉分支；布有第十二肋间神经前皮支的内侧支。

主治 中风脱证，虚劳冷惫，羸瘦无力，少腹疼痛，霍乱吐泻，痢疾，脱肛，疝气，便血，溺血，小便不利，尿频，尿闭，遗精，白浊，阳痿，早泄，月经不调，经闭，经痛，赤白带下，阴挺，崩漏，阴门瘙痒，恶露不止，胞衣不下，消渴，眩晕。

气海 qìhǎi

定位 在下腹部，前正中线上，当脐中下 1.5 寸。

解剖 在腹白线上，深部为小肠；有腹壁浅动、静脉分支，腹壁下动、静脉分支；布有第十一肋间神经前皮支的内侧支。

主治 绕脐腹痛，水肿臌胀，脘腹胀满，水谷不化，大便不通，泄痢不禁，癃淋，遗尿，遗精，阳痿，疝气，月经不调，痛经，经闭，崩漏，带下，阴挺，产后恶露不止，胞衣不下，脏气虚惫，形体羸瘦，四肢乏力。

神阙 shénquē

定位 在腹中部，脐中央。

解剖 在脐窝正中，深部为小肠；有腹壁下动、静脉；布有第十肋间神经前皮支的内侧支。

主治 中风虚脱，四肢厥冷，尸厥，风痫[1]，形惫体乏[2]，绕脐腹痛，水肿臌胀，脱肛，泄痢，便秘，小便不禁，五淋，妇女不孕。

中脘 zhōngwǎn

定位 在上腹部，前正中线上，当脐中上 4 寸。

解剖 在腹白线上，深部为胃幽门部；有腹壁上动、静脉；布有第七、八肋间神经前皮支的内侧支。

主治 胃脘痛，腹胀，呕吐，呃逆，反胃，吞酸，纳呆，食不化，疳积，臌胀，黄疸，肠鸣，泄痢，便秘，便血，胁下坚痛，虚劳吐血，哮喘，头痛，失眠，惊悸，怔忡，脏躁，癫狂痫，尸厥，惊风，产后血晕。

天突 tiāntū

定位 在颈部，当前正中线上胸骨上窝中央。

---

1 风痫：是中医对癫痫的一种分类，属于痫证的一种类型。多因外感风邪，风邪闭阻经络，引动内风，肝风痰浊，蒙蔽心窍而发病。临床一般表现为发作时突然仆倒，神志不清，口吐白沫，两目上视，四肢抽搐，或有叫声，发作前可能有头晕、头痛、肢体麻木等先兆症状，常因外感风邪、情志刺激等诱发。

2 形惫体乏：是一种中医术语，用来形容人体的身体状态。“形惫”指的是形体疲惫、衰弱，外观上可能表现为身体消瘦、肌肉松弛、面色不佳等；“体乏”则是指身体乏力、没有力气，精神倦怠，容易疲劳，活动耐力下降等，通常是由长期劳累、久病体虚、气血不足、脏腑功能失调等导致。

解剖 在左右胸锁乳突肌之间，深层左右为胸骨舌骨肌和胸骨甲状肌；皮下有颈静脉弓、甲状腺下动脉分支；深部为气管，再向下，在胸骨柄后方为无名静脉及主动脉弓；布有锁骨上神经前支。

主治 咳嗽，哮喘，胸中气逆，咯唾脓血，咽喉肿痛，舌下急，暴暗，瘿气，噎膈，梅核气。

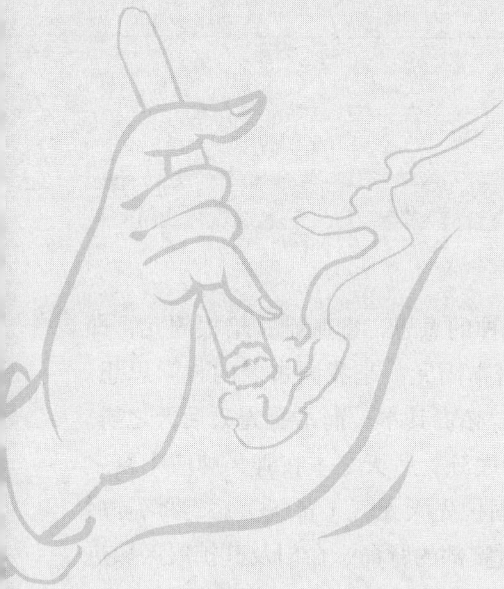

叁

二十四节气顺时固元灸选穴方法

先后天之本前后温通，以培根固元；
顺时温通十二经之原，以固十二经元气；
顺时温濡脏腑背俞，以固脏腑元气。

第一节 培根固元灸选穴

培根固元中的“根，元”是根本，元神的意思，即基础。培根固元，即巩固根本，培养元神的意思，也被称为培本固元，是我国古老的哲学思想。明代李中梓《医宗必读》曰：“善为医者，必责其本，而本有先天后天之辨。先天之本在肾，肾应北方之水，水为天一之源。后天之本在脾，脾应中宫之土，土为万物之母。”培根固元，则既要固护先天元气（肾气），又要培补后天元气（脾气）。肾气的固护主要是通过对腰部的肾俞、命门及其扩展区域进行温灸；脾气的固护主要是通过对中脘、神阙及其扩展区域进行温灸。

一、先天固元：腰部（肾俞-命门）灸

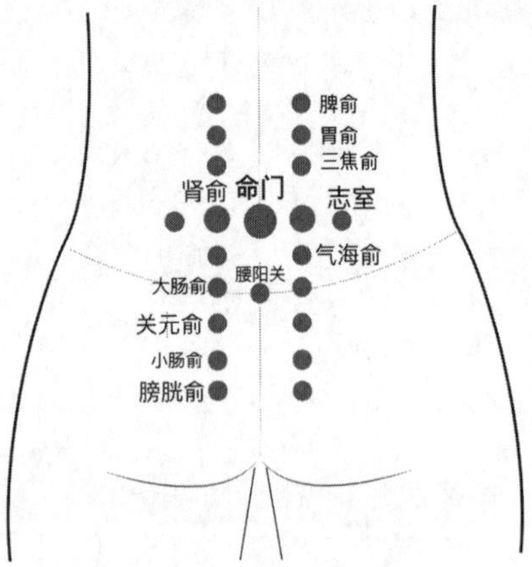

图 3-1　先天固元穴区

脾俞、胃俞、三焦俞、肾俞、气海俞、大肠俞、关元俞、小肠俞、膀胱俞，均为后正中线旁开 1.5 寸，左右各一；志室为后中线旁开 3 寸，左右各一。图中仅标了一侧。

人体的先天之本主要在肾俞、命门区。明代张景岳《类经附翼·求正录》曰：“故命门者，为水火之府，为阴阳之宅，为精气之海，为死生之窦。”固护先天的元气在于温灸腰部命门-肾俞区，命门位于腰部，当后正中线上，第二腰椎棘突下凹陷中，与腹部神阙相对，命，生命；门，门户。肾为生命之源。该穴在两肾俞之间，是元气之根本、生命之门户。肾俞穴位于命门旁开 1.5 寸。肾俞穴，顾名思义，是肾气传送、传输之地。为更全面固护元气，以命门为中心，温灸区域宜扩展到以下区域（图 3-1）。

（1）以命门为中心，向上延伸至胃俞、脾俞区域。胃俞穴在人体背部第十二胸椎棘突下，旁开 1.5 寸；脾俞在人体背部第十一胸椎棘突下，旁开 1.5 寸。人体的先天之本通过胃俞、脾俞与后天脾胃相交感，增强气血运化，让气机中转过渡更顺利。

（2）以命门为中心，向下延伸至气海俞、关元俞、膀胱俞区域。气海俞

位于人体背部第三腰椎棘突下，旁开 1.5 寸；关元俞位于人体背部第五腰椎棘突下，旁开 1.5 寸；膀胱俞位于人体背部，平第二骶后孔，骶正中嵴旁 1.5 寸。人体的先天之本通过肾与膀胱相表里，肾为里、膀胱为表，相互配合，且经脉互相络属，从而使脏腑之间形成紧密的联系，为人体的生存提供重要保障，固护人体先天之元气。

（3）以命门为中心，向两边延伸至志室。志室位于人体背部第二腰椎棘突下，旁开 3 寸。志，肾之精也，肾气也；室，房屋之内间也，与堂相对，堂在前、室在后，亦指穴内气血为肾脏外输寒湿水气。该穴名意指肾脏的寒湿水气由此外输膀胱经。志室，别名精宫。精，肾之所藏也，肾之精气也；宫，宫殿也。精宫名意指肾脏水液气化的精微之气由此外输膀胱经。该穴物质来源于肾脏水液的气化。肾脏水液气化后，大部分寒浊之气沉降归于地部，仅少部分清阳之气（清气）受热上行至该穴。这些清气便是该穴物质的主要成分，由肾气精微所化生。

二、后天固元：腹部（中脘–神阙）灸

人体的后天之本主要在神阙、中脘区，清代张振鋆的《厘正按摩要术》曰：“脐通五脏，真气往来之门也，故曰神阙……是神气之穴，保生之根。”战国时期扁鹊的《难经·六十六难》曰：“脐下肾间动气者，人之生命也，十二经之根本也，故名曰原。”固护后天的元气在于温灸腹部神阙至中脘区。神阙，即肚脐，又名脐中，是人体任脉上的要穴，是人体生命最隐秘、最关键的要害穴窍。神，尊也、上也、长也，指父母或先天；阙，牌坊也。该穴名意指先天或前人留下的标记。为更全面固护元气，以神阙为中心，温灸区域宜扩展到以下区域（图 3–2）。

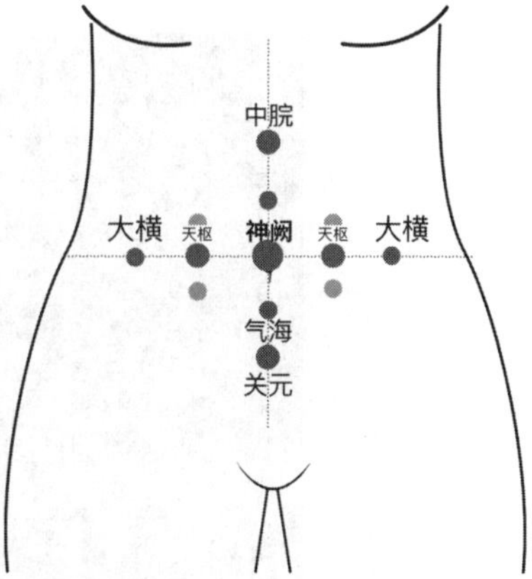

图 3–2 后天固元穴区

（1）以神阙为中心，向上延伸至中脘。中脘位于人体前正中线上，肚脐上 4 寸，或脐与胸剑联合连线中点处。中脘是任脉上的一个穴位，也是胃之募穴、八会穴之腑会。该穴别名为胃脘穴，该穴气血为地部经水，性温，与

胃经气血同性[1]，可直接调控胃腑气血的阴阳虚实。任脉的地部经水由此向下而行、人体的先天之本通过胃与脾相表里，脾为里、胃为表，相互配合，共同固护人体后天之元气。

（2）以神阙为中心，向下延伸至气海、关元。气海在下腹部，前正中线上，当脐中下 1.5 寸，气即元气，海乃深大也，此穴为元气汇聚之处。关元在下腹部，前正中线上，当脐中下 3 寸，为元阴元阳交关之所。关即关藏，元即元气，关元为封藏人身元气之处。艾灸气海、关元可引火下行，与先天肾气相交感，固本培元。

（3）以神阙为中心，向两边延伸至天枢、大横。天枢在腹部，脐中旁开 2 寸，属足阳明胃经，为大肠的募穴。《素问·六微旨大论》曰："天枢之上，天气主之；天枢之下，地气主之；气交之分，人气从之，万物由之。"大横在腹部，脐中旁开 4 寸，属足太阴脾经，是足太阴脾经、阴维脉的交会穴。天枢、大横区域为气机枢纽，增强气机上下联动贯通。

培元固本固元灸广泛适用于平日养生保健领域，在养生保健过程中同时固护先天元气和后天元气，使阴阳互根互用，先天、后天固元灸常一起交替施用，神阙、命门一同贯通（图 3-3），可阴中求阳，阳中求阴，达阴平阳秘，

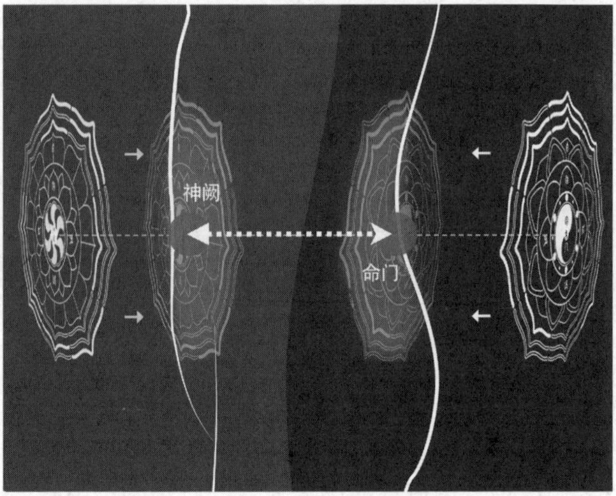

图 3-3　神阙命门贯通图

1　地部经水：是中医术语，用来描述穴位气血的性质。在这里，"地部"可以理解为与人体下部或腹部相关的区域；"经水"则指气血流动的状态，类似于水流，暗示气血的运行和分布。
与胃经气血同性：胃经是中医十二经脉之一，气血性质偏温，中脘穴（胃脘穴）的气血性质与胃经相似，说明它们在功能上有一定的关联。

精神乃治。在治疗的过程中可直接置放艾灸箱于固元区域，以温火持久温透，简便易行，全面高效，固护生命元气。特别是一年中地面阳气最旺，夏至后，小暑、大暑的三伏天时期，持续的培根固元灸有助于全面温通激发脏腑阳气，同时增强脾土运化，让节气中转过渡更顺利。

第二节 十二经固元灸选穴

《灵枢·九针十二原》曰："五脏有疾，当取之十二原。十二原者，五脏之所以禀三百六十五节气味也。五脏有疾也，应出十二原"。脏腑的原气经过和留止的部位称为原穴。十二经脉在腕、踝关节附近各有一个原穴，合为十二原穴。战国时期扁鹊的《难经·六十六难》曰："五脏六腑之有病者，取其原也。"固护十二经元气，首选十二原穴。十二原穴包括手三阴之原穴（太渊、神门、大陵）、手三阳之原穴（合谷、腕骨、阳池）、足三阳之原穴（冲阳、京骨、丘墟）、足三阴之原穴（太白、太溪、太冲）。

一、手三阴之原穴（图 3-4）

1. 肺经之原穴：太渊

"阳中之少阴，肺也，其原出于太渊，太渊二。"(《灵枢·九针十二原》)"肺……注于太渊，太渊，鱼后一寸陷者中也，为腧。"(《灵枢·本输》)

2. 心经之原穴：神门

"神门者，土也，一名兑冲，一名中都，在掌后兑骨之端陷者中，手少阴脉之所注也，为俞。"(《针灸甲乙经·手少阴及臂凡一十六穴第二十六》)

3. 心包经之原穴：大陵

"阳中之太阳，心也，其原出于大陵，大陵二。"(《灵枢·九针十二原》)"心出于中冲……注

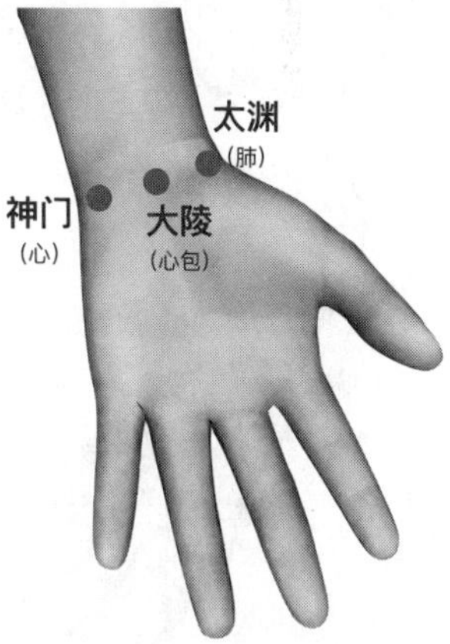

图 3-4 手三阴之原穴

于大陵，大陵，掌后两骨之间方下者也，为腧。”（《灵枢·本输》）

二、手三阳之原穴（图 3-5）

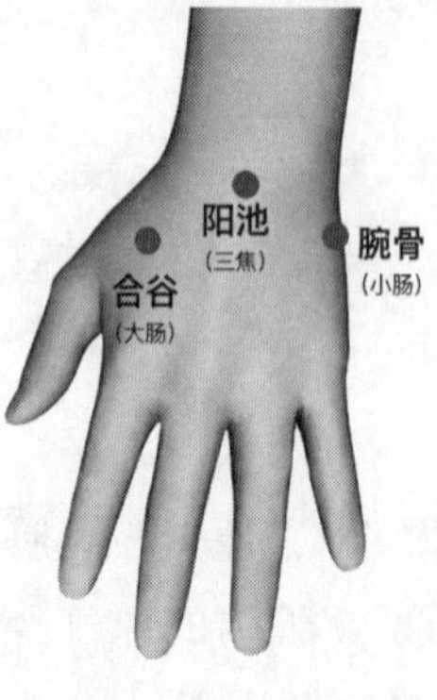

图 3-5 手三阳之原穴

1. 大肠经之原穴：合谷

“大肠，上合手阳明……过于合谷，合谷，在大指歧骨之间，为原。”（《灵枢·本输》）

2. 小肠经之原穴：腕骨

“手太阳小肠者……过于腕骨，腕骨，在手外侧腕骨之前，为原。”（《灵枢·本输》）

3. 三焦经之原穴：阳池

“三焦者，上合手少阳……过于阳池，阳池，在腕上陷者之中也，为原。”（《灵枢·本输》）

三、足三阳之原穴（图 3-6）

1. 胃经之原穴：冲阳

“胃出于厉兑……过于冲阳，冲阳，足跗上五寸陷者中也，为原，摇足而得之。”（《灵枢·本输》）

2. 膀胱经之原穴：京骨

“膀胱出于至阴……过于京骨，京骨，足外侧大骨之下，为原。”（《灵枢·本输》）

3. 胆经之原穴：丘墟

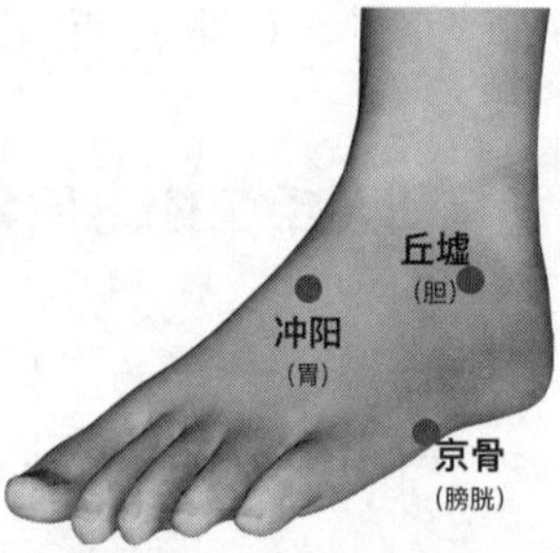

图 3-6 足三阳之原穴

“胆出于窍阴……过于丘墟，丘墟，外踝之前下，陷者中也，为原。”（《灵枢·本输》）

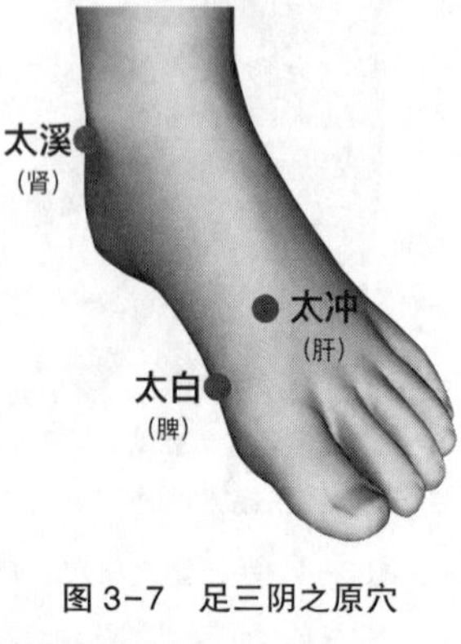

图 3-7 足三阴之原穴

四、足三阴之原穴（图 3-7）

1. 脾经之原穴：太白

“阴中之至阴，脾也，其原出于太白，太白二。”（《灵枢·九针十二原》）“脾出于隐白……注于太白，

太白，腕骨之下也，为腧。”（《灵枢·本输》）

2. 肾经之原穴：太溪

“阴中之太阴，肾也，其原出于太溪，太溪二。”（《灵枢·九针十二原》）“肾出于涌泉……注于太溪，太溪内踝之后，跟骨之上陷中者也，为腧。”（《灵枢·本输》）

3. 肝经之原穴：太冲

“阴中之少阳，肝也，其原出于太冲，太冲二。”（《灵枢·九针十二原》）“肝出于大敦……注于太冲，太冲，行间上二寸陷者之中也，为腧。”（《灵枢·本输》）

依据节气五行与十二经的交感规律，顺时选取相应经络的原穴艾灸，温经通络，固护十二经元气，事半功倍。关于二十四节气与十二经交感的理论基础及精要选穴内容，将在第四章第一节详细讲解（图 3-8）。

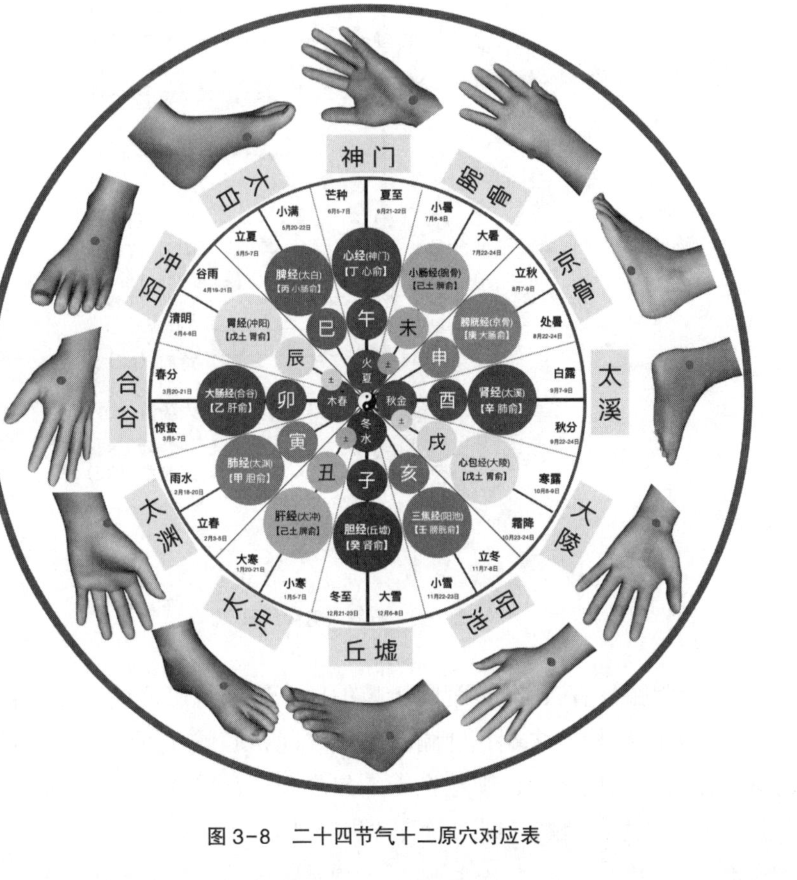

图 3-8 二十四节气十二原穴对应表

第三节 脏腑背俞固元灸选穴

清代吴谦的《医宗金鉴·订正仲景全书伤寒论注》曰："太阳主表，为一身之外藩，总六经而统荣卫。凡外因百病之袭人，必先于表。"足太阳膀胱经主一身之表，与外部天气交感最密切，是抵御外邪的天然屏障。五脏六腑之气皆输注于膀胱经背部（后正中线旁开 1.5 寸处）（图 3-9）。

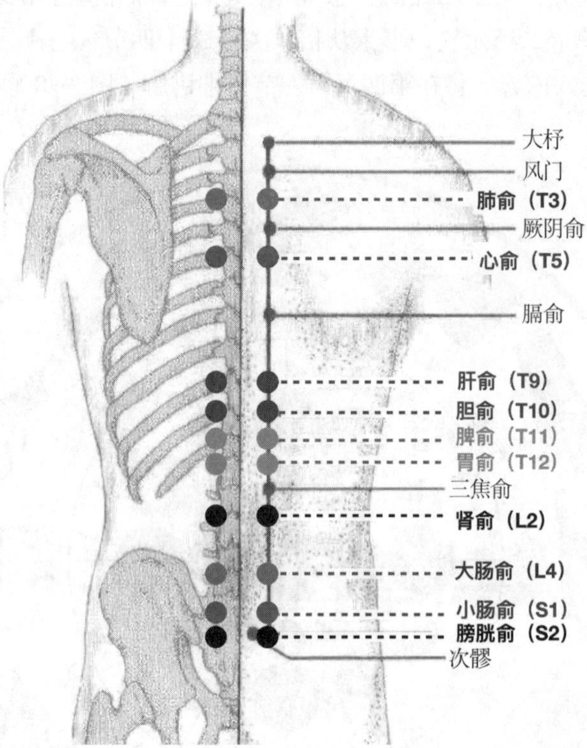

图 3-9 五脏六腑背俞图

《灵枢·背腧》有言："黄帝问于岐伯曰：愿闻五脏之腧，出于背者。岐伯曰：胸中大腧在杼骨之端，肺腧在三焦之间，心腧在五焦之间，膈腧在七焦之间，肝腧在九焦之间，脾腧在十一焦之间，肾腧在十四焦之间。皆挟脊相去三寸所"。（注："腧"，即"俞"；"焦"，即"椎"）

依据节气五行与脏腑交感规律，顺时选取相应背俞穴艾灸，温通脏腑原气（图 3-10），事半功倍。二十四节气与脏腑交感的理论基础及精要选穴，将在第四章第二节详细讲解。

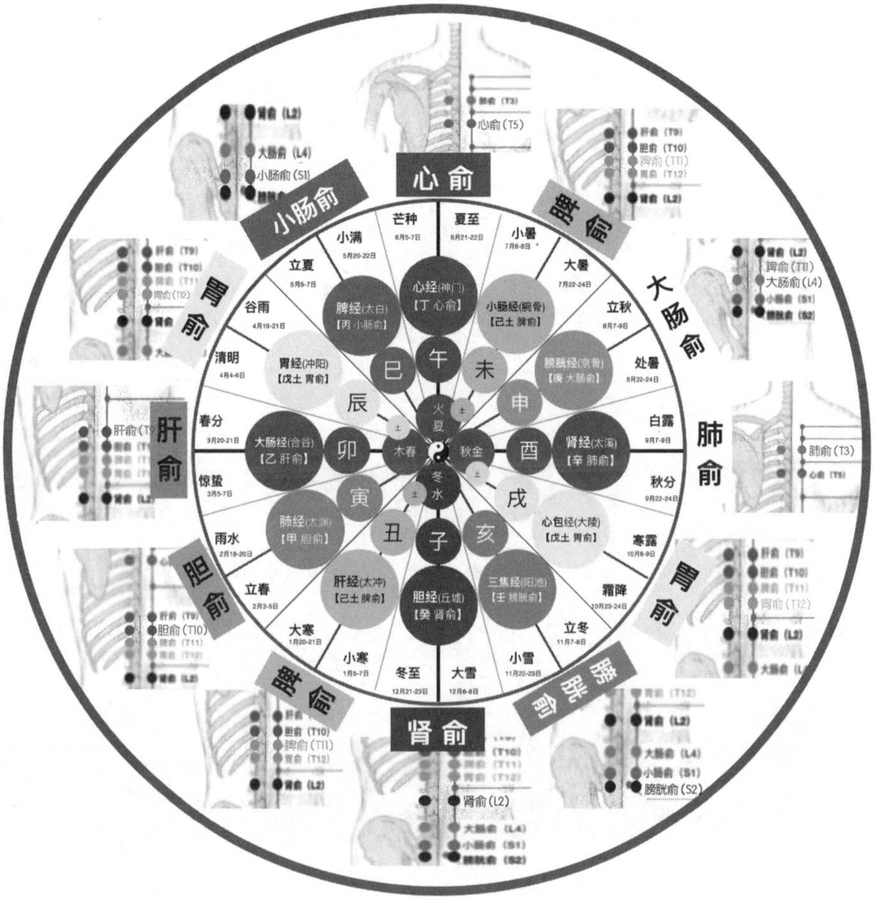

图 3-10 二十四节气背俞穴对应表

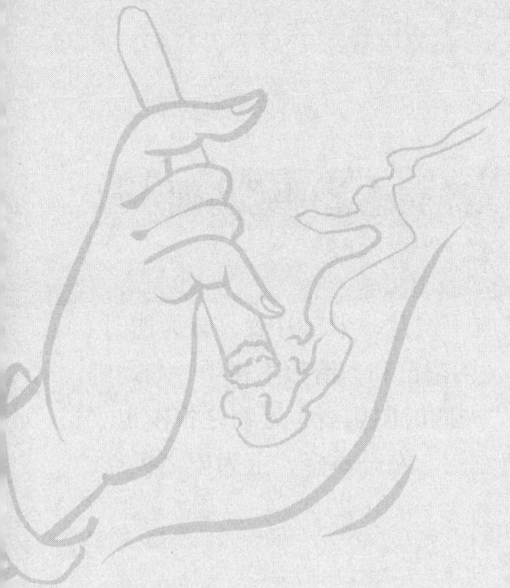

肆

二十四节气与经络脏腑的交感理论

天地五行之气，玄妙轮转，生生不息……

身心经络脏腑，共振交感，息息相通……

第一节 二十四节气与十二经交感之理论基础

《灵枢·五乱》曰："经脉十二者，以应十二月。十二月者，分为四时。四时者，春秋冬夏，其气各异。营卫相随，阴阳已和，清浊不相干，如是则顺之而治。"《素问·四气调神大论》曰："夫四时阴阳者，万物之根本也。"一切中医理论的来源皆在太极阴阳。左阳右阴，左升右降，上为阳之极点，下为阴之极点（图 4-1）。

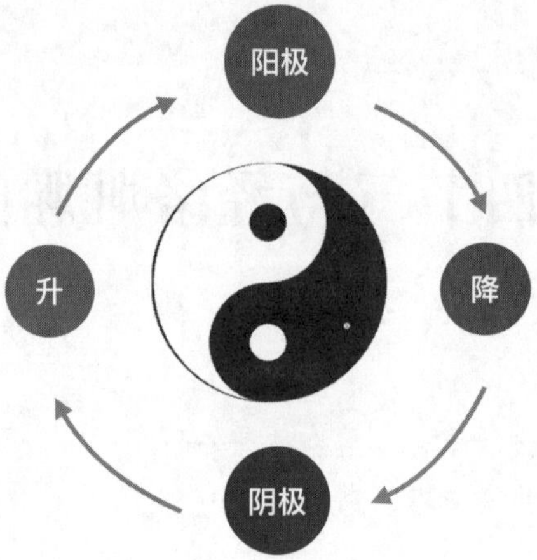

图 4-1 太极圆动升降图

一、四时之气与五行

《灵枢·五乱》曰："四时者，春夏冬秋，其气各异。"四气，即春夏秋冬，春木、夏火、秋金、冬水之气（图 4-2）。《素问·太阴阳明论》曰："脾者土也，治中央，常以四时长四脏，各十八日寄治，不得独主于时也。"地支轮转中，脾土不独主于一时。土居四时之末，主中转过渡。

二、四时之气与十二地支、十二月

天干地支代表着阴阳五行属性，揭示了时空阴阳五行轮转的客观规律，

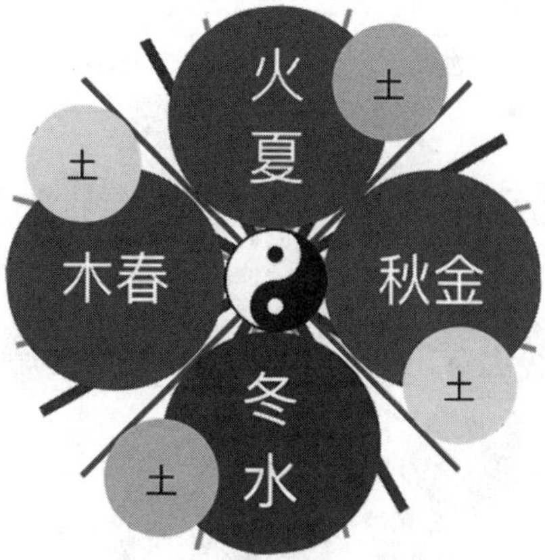

图 4-2 四气五行图

是中国传统文化的载体。早在远古天皇时代，已有干支历法及岁时的雏形，“干支”古名“岁”（摄提），《三皇本纪》曰：“天地初立，有天皇氏，……木德王，岁起摄提。”

地支承载的是地之道。十二地支为子、丑、寅、卯、辰、巳、午、未、申、酉、戌、亥的总称，且与一天之十二时辰，一年之十二月一一对应（表 4-1）。

表 4-1 十二地支-时月对应表

地支	寅	卯	辰	巳	午	未	申	酉	戌	亥	子	丑
时辰	3～5	5～7	7～9	9～11	11～13	13～15	15～17	17～19	19～21	21～23	23～1	1～3
月份	正	二	三	四	五	六	七	八	九	十	十一	十二

四时之气，依据阴阳五行理论，分别与十二地支相对应：寅卯（春木）、巳午（夏火）、申酉（秋金）、亥子（冬水），而土（辰、未、丑、戌）不独主于一时，分别居四时最后一月（图 4-3）。

三、十二地支、十二月与十二经络交感

《灵枢·五乱》曰：“脉十二者，以应十二月，十二月者，分为四时。”十二地支代表着阴阳五行属性及轮转，以地球绕太阳转一圈为参照，一年十二月亦顺应同样的“十二地支阴阳五行流转”规律。十二经络与十二月相对应，

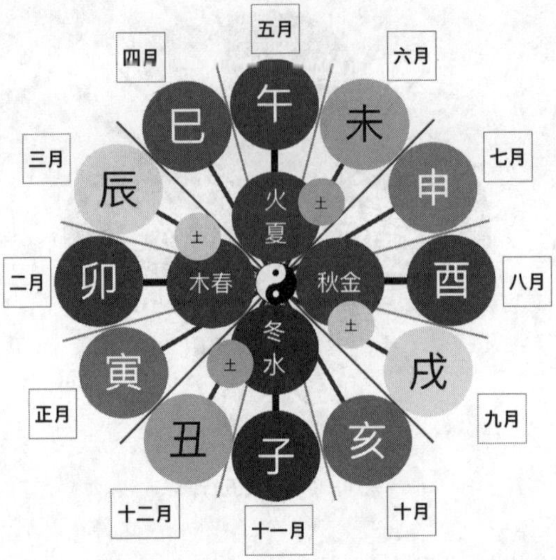

图 4-3　十二地支-十二月圆动图

依据经络流注规律，肺经从寅起，依次流注，以肝经结束于丑（图 4-4）。一日十二时辰顺应十二地支阴阳五行流转，与十二经络流注相交感对应（表 4-2）。《灵枢·顺气一日分为四时》曰："以一日分为四时，朝则为春，日中为夏，日入为秋，夜半为冬。"清代吴谦的《医宗金鉴·地支十二经流注歌》曰："每日寅时从肺起，卯时入大肠经，辰胃巳脾午心火，未时应注小肠经，申属膀胱酉属肾，戌走包络亥焦宫，子胆丑肝寅又肺，十二经脉周环行。"

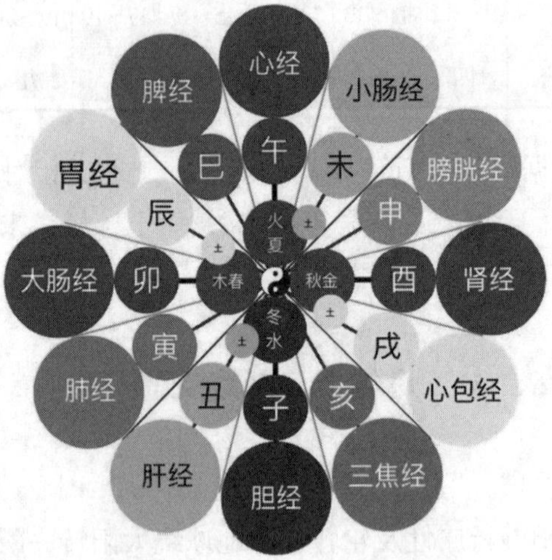

图 4-4　十二地支-十二经络圆动图

表 4-2 十二地支-经络对应表

地支	寅	卯	辰	巳	午	未	申	酉	戌	亥	子	丑
经络	肺	大肠	胃	脾	心	小肠	膀胱	肾	心包	三焦	胆	肝

四、十二地支、十二月与二十四节气

二十四节气与十二地支月，皆依据太阳历，是太阳回归年的一个周期，可完全对应（每月对应两个节气）。

根据二十四节气阴阳五行流转的规律，选取相应经络原穴进行艾灸（详见第三章）（图 4-5），便可顺时温阳通络，固护经络元气，事半功倍。

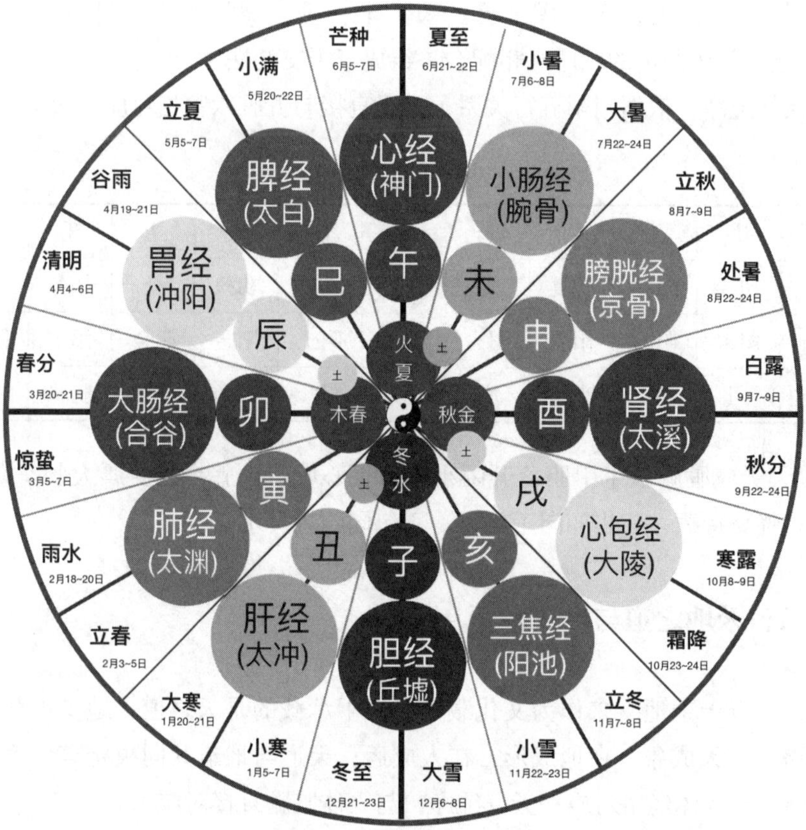

图 4-5 十二经络原穴节气图

第二节 二十四节气与脏腑交感之理论基础

《灵枢·顺气一日分为四时》认为“肝为牡藏，其色青，其时春……其日甲乙；心为牡藏，其色赤，其时夏，其日丙丁……脾为牝藏，其色黄，其时长夏，其日戊己……肺为牝藏，其色白……其时秋，其日庚辛……肾为牝藏，其色黑，其时冬，其日壬癸……”

一、天干阴阳五行与中医脏腑

“甲、乙、丙、丁、戊、己、庚、辛、壬、癸”称为“十天干”，与“十二地支”按固定的顺序互相配合，组成了干支纪法。

天气纯净，依据阴阳五行关系，天干直接与五脏六腑相对应（表4-3）。

表4-3　天干-四气五行脏腑对应表

天干	甲	乙	丙	丁	戊	己	庚	辛	壬	癸
时	初春	春	初夏	夏	长夏	长夏	初秋	秋	初冬	冬
五行	阳木	阴木	阳火	阴火	阳土	阴土	阳金	阴金	阳水	阴水
脏腑	胆	肝	小肠	心	胃	脾	大肠	肺	膀胱	肾

【天干应脏腑歌】甲胆乙肝丙小肠，丁心戊胃己脾乡，庚属大肠辛属肺，壬属膀胱癸肾藏，三焦亦向壬中寄，心包同归入癸水。

二、天地之道与地支藏干

古人以天干地支来作为文化载体。天干承载的是天之道；地支承载的是地之道。在天成象，在地成形，在人成运；天道与地道共同决定着人道。地气混杂，与人体经络对应；天气纯净，与人体脏腑直接对应。

天地之气相互交感，十二地支里皆藏有相应天干之本气（表4-4，图4-6）。

表 4-4 十二地支藏天干表

地支	寅	卯	辰	巳	午	未	申	酉	戌	亥	子	丑
藏天干	甲	乙	戊	丙	丁	己	庚	辛	戊	壬	癸	己

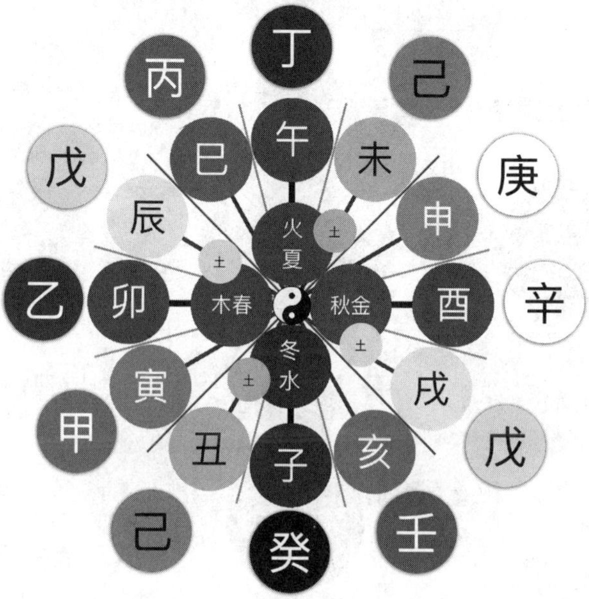

图 4-6 十二地支藏天干圆动图

三、天干、脏腑与二十四节气

根据二十四节气阴阳五行流转的规律，把相应天干融入，选脏腑对应的背俞穴进行艾灸（图 4-7）（详见第三章），便可顺时温濡脏腑，固护脏腑元气，事半功倍。

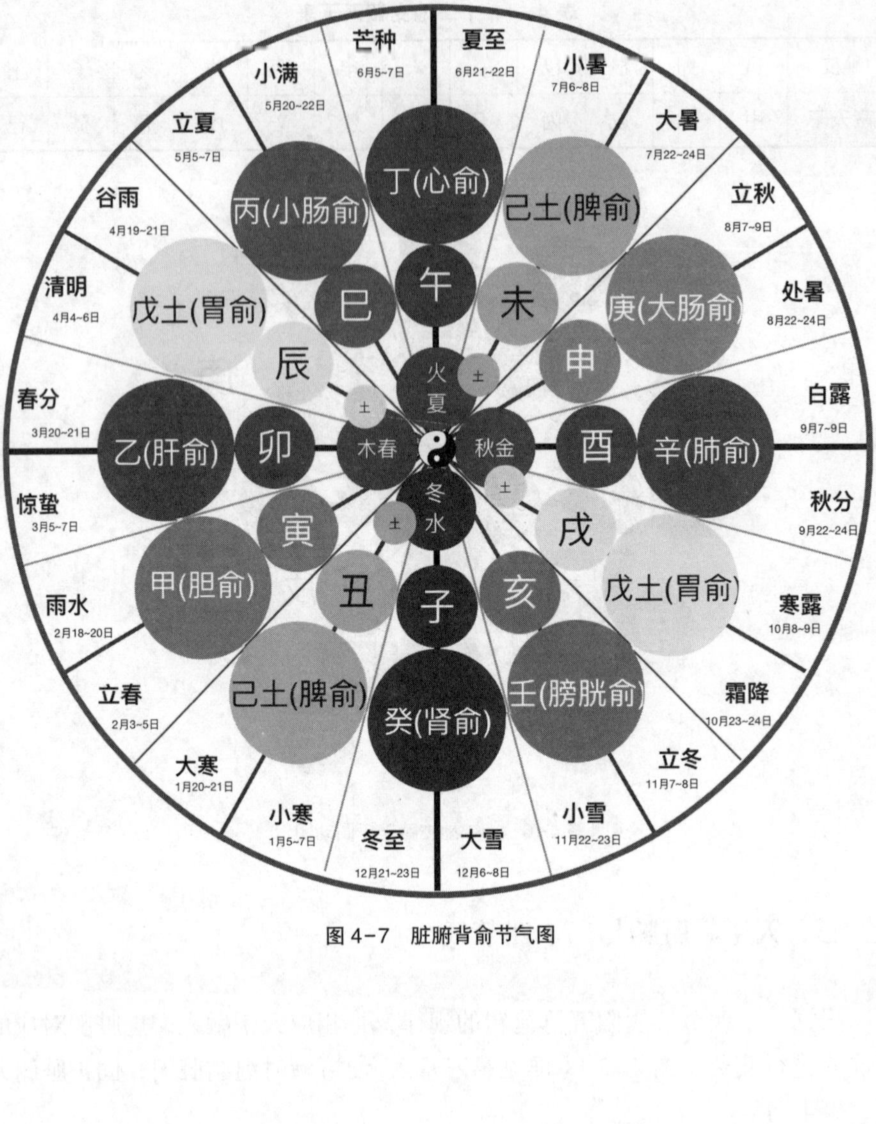
芒种
6月5~7日
夏至
6月21~22日
小暑
7月6~8日
大暑
7月22~24日
立秋
8月7~9日
处暑
8月22~24日
白露
9月7~9日
秋分
9月22~24日
寒露
10月8~9日
霜降
10月23~24日
立冬
11月7~8日
小雪
11月22~23日
大雪
12月6~8日
冬至
12月21~23日
小寒
1月5~7日
大寒
1月20~21日
立春
2月3~5日
雨水
2月18~20日
惊蛰
3月5~7日
春分
3月20~21日
清明
4月4~6日
谷雨
4月19~21日
立夏
5月5~7日
小满
5月20~22日
丁(心俞)
己土(脾俞)
庚(大肠俞)
辛(肺俞)
戊土(胃俞)
壬(膀胱俞)
癸(肾俞)
己土(脾俞)
甲(胆俞)
乙(肝俞)
戊土(胃俞)
丙(小肠俞)
午
未
申
酉
戌
亥
子
丑
寅
卯
辰
巳
火
夏
秋金
冬
水
木春
土
土
土
土

图 4-7　脏腑背俞节气图

伍 二十四节气顺时固元灸选穴详解

《灵枢·经别》曰：“余闻人之合于天道也，内有五脏，以应五音、五色、五时、五味、五位也；外有六腑，以应六律。六律建阴阳诸经而合之十二月、十二辰、十二节、十二经水、十二时、十二经脉者，此五脏六腑之所以应天道。夫十二经脉者，人之所以生，病之所以成，人之所以治，病之所以起。学之所始，工之所止也；粗之所易，上之所难也。”二十四节气固元灸依据节气特点，顺应天时，根据疾病特点辨证取穴，可以达到事半功倍的效果。

第一节 立春、雨水（寅月）

立春新绿万物荣，肺经通透天地生。
雨水润木勃生机，护胆理气除春湿。

寅月，正月节，公历 2 月 3 日至 3 月 7 日之间，对应节气立春、雨水（图 5-1）。

地支寅，五行属阳木，对应木气之生发。

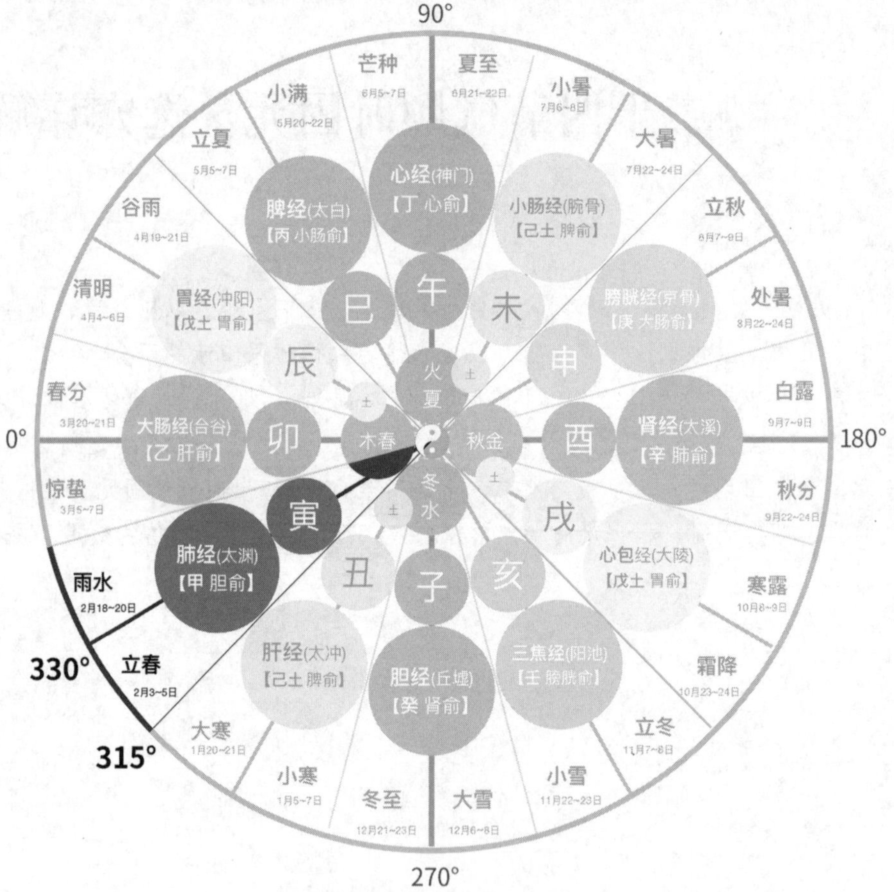

图 5-1 立春-雨水经穴指南图

立春

《月令七十二候集解》曰："立春，正月节；立，建始也；五行之气往者过来者续于此；而春木之气始至，故谓之立也。"

立春，为二十四节气之首。立，是"开始"之意；春，代表着温暖、生长，万物起始，万象更新。这时候太阳到达黄经315°，于每年公历2月3～5日交节。

寅月立春，阳木之气旺盛，宜早睡早起，广步于庭，助阳生发。春以风气为主令，"风为百病之长"，宜多保暖，温补肺气，抵御风邪。

雨水

《月令七十二候集解》曰："正月中，天一生水，春始属木，然生木者必水也。"

雨水，是一年中第二个节气。"春雨贵如油"，因天气回温，冰雪融化，降水增多，故名为雨水。这时候太阳到达黄经330°，于每年公历2月18～20日交节。

雨水时节，木气当旺，易伤肝；天气变化无常，人情绪易变化无常，疏发木气尤为重要；同时湿邪易伤脾，注意健脾利湿。

一、固肺经之元

立春、雨水对应十二地支寅，属阳木，肺经当旺。顺应时节，加强寅木生发；生发之初，气较弱，宜加强温补。

立春、雨水时节当旺的经络为肺经，对应的原穴为太渊穴（图5-2），固肺经之元气取太渊穴。

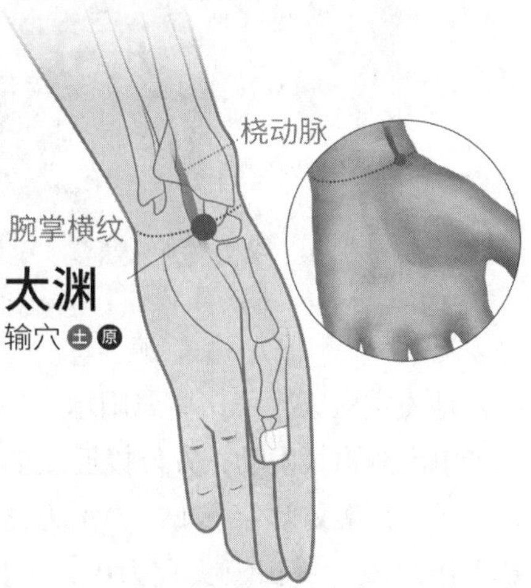

图5-2 太渊穴图

立春、雨水对应十二地支寅，地支寅寓意阳气出动，但刚从阴寒之地出来，尚未形成气候。

寅，《说文解字》（东汉时期许慎）曰："髌也。正月，阳气动，去黄泉，

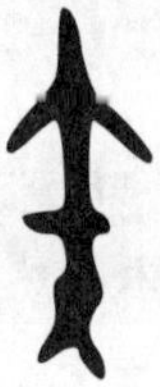

图 5-3　寅甲骨文图

欲上出，阴尚强。象宀不达，髌寅于下也。凡寅之属皆从寅。"（图 5-3）。

二、固胆腑之元

地支寅藏天干甲，属阳木，对应胆腑。顺应时节，固护甲木之气；春木初起，宜加强温补。

立春、雨水时节当旺脏腑为胆腑；对应的背俞穴为胆俞穴（图 5-4），胆俞穴在背部，第十胸椎棘突下，旁开 1.5 寸。

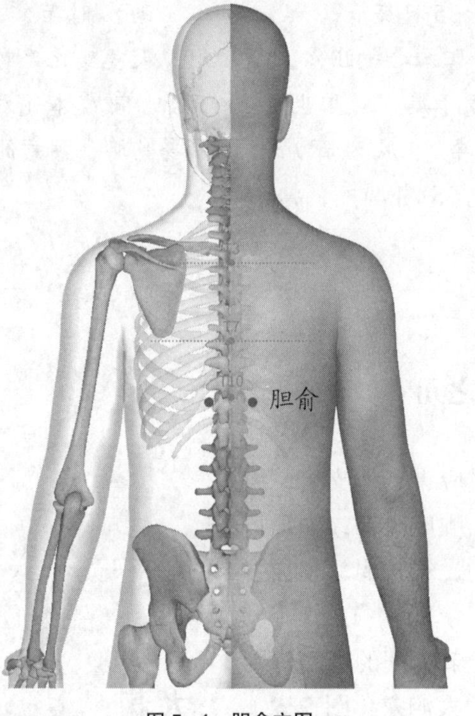

图 5-4　胆俞穴图

地支寅藏天干甲，甲属阳木，一般指森林大树，性质强壮，对应人体胆腑。天干甲寓意阳气发动，方位接近正东，是阳气生发之象。

甲，《说文解字》曰："东方之孟，阳气萌动。从木戴孚甲之象。一曰人头宜为甲，甲象人头。凡甲之属皆从甲。"（图 5-5）

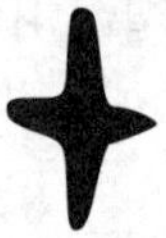

图 5-5　甲甲骨文图

第二节 惊蛰、春分（卯月）

春雷惊蛰卯木起，大肠经通阳明生。
春木盛发阴阳平，养肝缓急气血和。

卯月，二月节，公历3月5日至4月6日之间，对应节气惊蛰、春分（图5-6）。

地支卯，五行属阴木，对应木气之当旺。

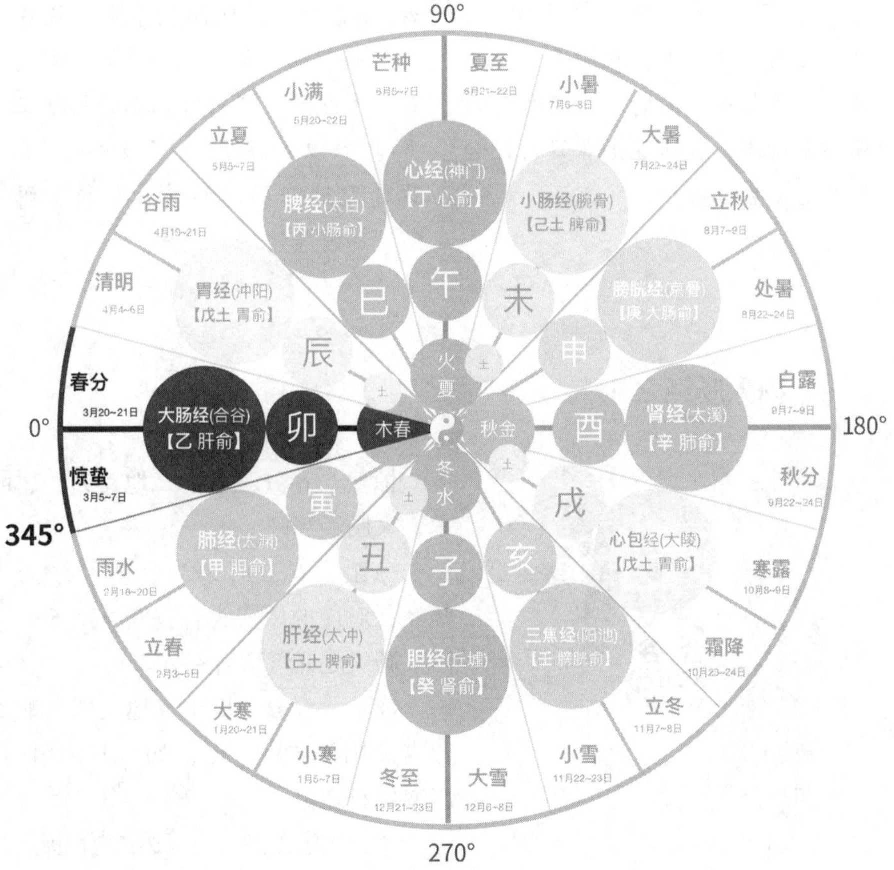

图5-6 惊蛰-春分经穴指南图

惊蛰

《月令七十二候集解》曰："二月节……万物出乎震，震为雷，故曰惊蛰，是蛰虫惊而出走矣。"

惊蛰，是一年中第三个节气。春雷惊动了地上的蛰虫，万物生机勃勃。这时候太阳到达黄经345°，于每年公历3月5～7日交节。

俗语云："春雷响，万物长。"卯月惊蛰正是万物复苏，是春暖花开的季节。人体的肝阳之气渐升，阴血相对不足，养生应顺乎阳气的升发、万物始生的特点，使自身的精神、情志、气血也如春日一样舒展畅达，生机盎然。

春分

《月令七十二候集解》曰："春分，二月中。分者，半也。此当九十日之半，故谓之分。"

春分，是一年中第四个节气。此有"平分春色"之意，既是昼夜平分、等长；又指平分了春季。太阳到达黄经0°，刚好在赤道上方，于每年公历3月20～21日交节。

《春秋繁露·阴阳出入上下篇》云："春分者，阴阳相半也。故昼夜均而寒暑平""阴阳相薄为雷"，正是木气最当旺之时。养肝柔肝正当时。"以和为贵，以平为期"，慎防肝气过旺引起的精神压抑、纠结、易怒等情绪。

一、固大肠经之元

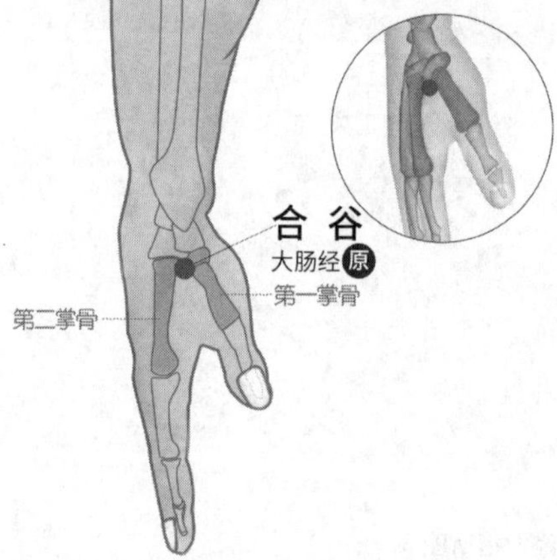

图5-7　合谷穴图

惊蛰、春分对应十二地支卯，属阴木，大肠经当旺。

惊蛰、春分时节当旺的经络为大肠经，对应的原穴为合谷穴（图5-7），固大肠经之元气取合谷穴。

惊蛰、春分对应十二地支卯，地支卯寓意阳气"冒"出，如打开两扇门，迎纳接新之象。

卯，《说文解字》曰："冒也。二月，万物冒地而出。象开门之形。故二月为天门。凡卯之属皆从卯。"

（图 5-8）

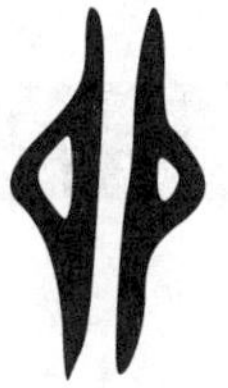

图 5-8　卯甲骨文图

二、固肝脏之元

地支卯藏天干乙，属阴木，对应肝脏。

惊蛰、春分时节当旺的脏腑为肝腑，对应的背俞穴为肝俞穴（图 5-9）。肝俞穴在背部，第九胸椎棘突下，旁开 1.5 寸。

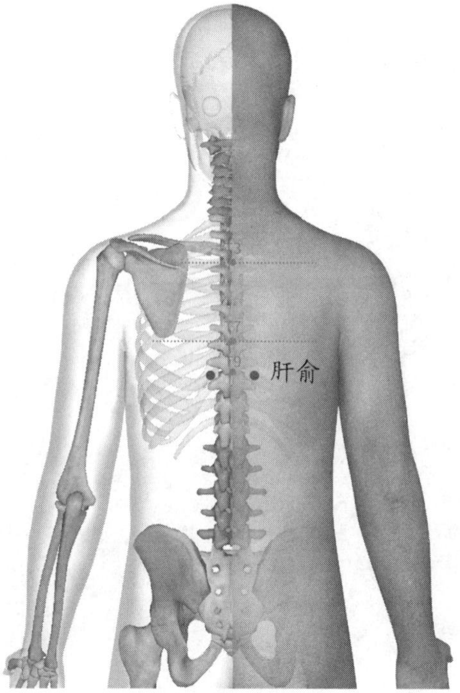

图 5-9　肝俞穴图

地支卯藏天干乙，天干乙属阴木，指小树花草之类，性质柔软，对应人体肝脏。“乙”如树木弯曲迸发向上之象。

乙，《说文解字》曰：“象春草木冤曲而出。阴气尚强，其出乙乙也。与“丨”（gǔn）同意。乙承甲，象人颈。凡乙之属皆从乙。”（图 5-10）

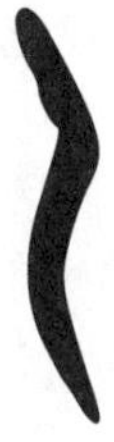

图 5-10　乙甲骨文图

第三节 清明、谷雨（辰月）

辰月巽风迎清明，运土疏木通胃经。
雨生百谷土湿盛，化湿和胃气机顺。

辰月，三月节，公历4月4日至5月7日之间，对应节气清明、谷雨（图5-11）。

地支辰，五行属阳土，对应木火之过渡。

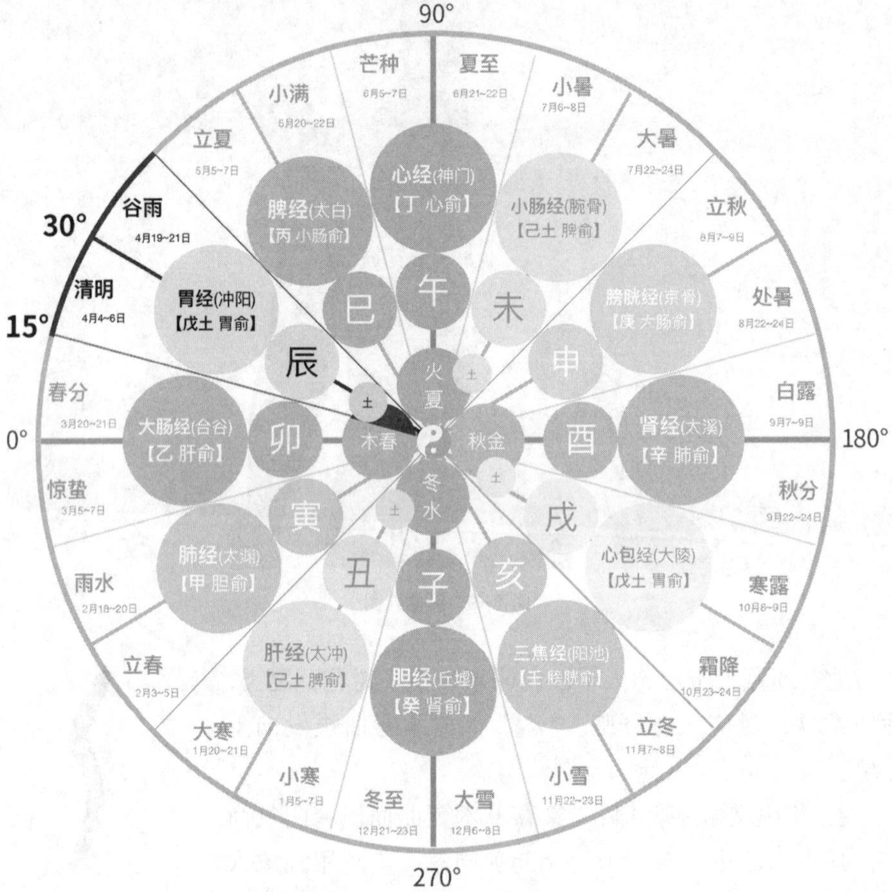

图5-11　清明-谷雨经穴指南图

清明

《月令七十二候集解》曰："时有八风。历独指清明风为三月节，此风属巽故也。"

清明，是一年中第五个节气。暖风和顺，天气晴朗，草木繁茂，正是郊游踏青的大好时光，也是礼敬祖先、慎终追远的节日。这时候太阳到达黄经15°，于每年公历4月4～6日交节。

辰月清明，常言道"清明断雪"天气已由暖向热转变，正好是"春木"向"夏火"升发的时候。春秋时期《国语》记载："清明风，阳气上升，万物齐巽。""巽"有顺之意。顺应天时，多顺心顺意，放开胸怀，畅通胁肋，保持身心舒畅。"清明时节雨纷纷"，多注意调养脾胃，有助祛湿热。

谷雨

《月令七十二候集解》曰："谷雨，三月中。自雨水后，土膏脉动，今又雨其谷于水也。"

谷雨，是一年中第六个节气。春雨绵绵，雨生百谷，非常适合谷类作物的生长。这时候太阳到达黄经30°，于每年公历4月19～21日交节。

谷雨时节，正好是卯木向巳火升发的过渡，过渡不好易出现木郁、精神压抑、焦虑失眠等。由于谷雨后降雨增多，此雨夹杂土湿之气。故应多温养脾胃，预防"湿邪"伤身，同时让身体更好地适应"春湿"向"夏火"的过渡。

一、固胃经之元

清明、谷雨对应十二地支辰，属阳土，胃经当旺。

清明、谷雨时节当旺的经络为胃经，对应的原穴为冲阳穴（图5-12）。

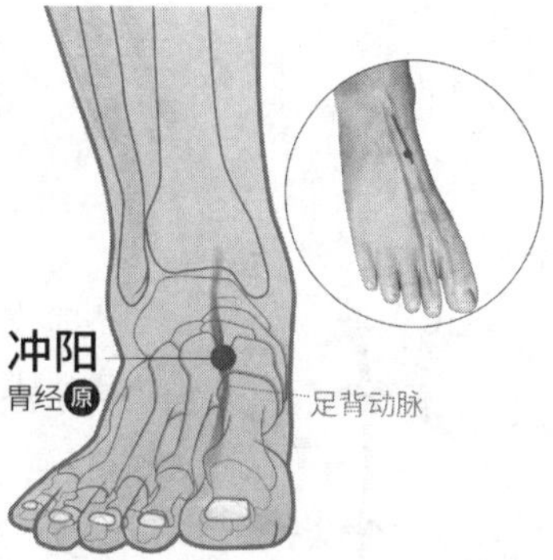

图5-12 冲阳穴图

清明、谷雨对应十二地支辰，地支辰寓意阳气发动，风雷相搏，"上天有好生之德"之象，是顺应天时生长的好时候。

辰，《说文解字》曰："震也。三月，阳

气动，雷电振，民农时也。物皆生。从乙、匕，象芒达。厂，声也。辰，房星，天时也…… 凡辰之属皆从辰。”（图 5-13）

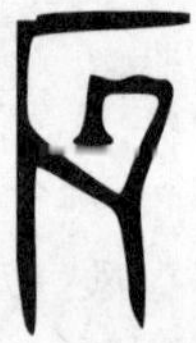

图 5-13　辰甲骨文图

二、固胃腑之元

地支辰、戌藏天干戊，属阳土，对应胃腑。

清明、谷雨时节当旺的脏腑为胃腑，对应的背俞穴为胃俞穴（图 5-14），胃俞穴在背部，第十二胸椎棘突下，旁开 1.5 寸。

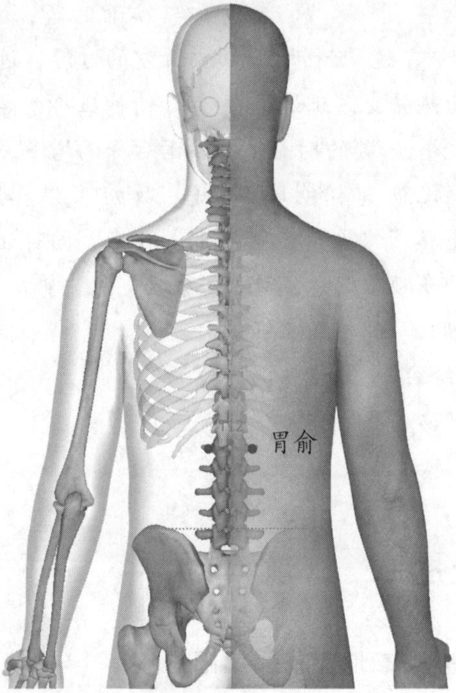

图 5-14　胃俞穴图

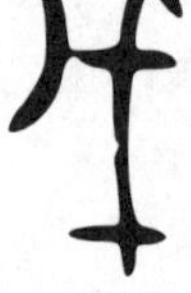

图 5-15　戊甲骨文图

地支辰、戌藏天干戊，天干戊属阳土，指大地的土，广厚茂盛，对应人体胃腑。戊是居中，阴阳五行生克相和之象。

戊，《说文解字》曰：“中宫也。象六甲五龙相拘绞也。戊承丁，象人胁。凡戊之属皆从戊。”（图 5-15）

第四节 立夏、小满（巳月）

巳月立夏火渐壮，脾经温通升补阳。
夏火灼心渐小满，平心静气通小肠。

巳月，四月节，公历 5 月 5 日至 6 月 7 日之间，对应节气立夏、小满（图 5-16）。

地支巳，五行属阳火，对应火气之生发。

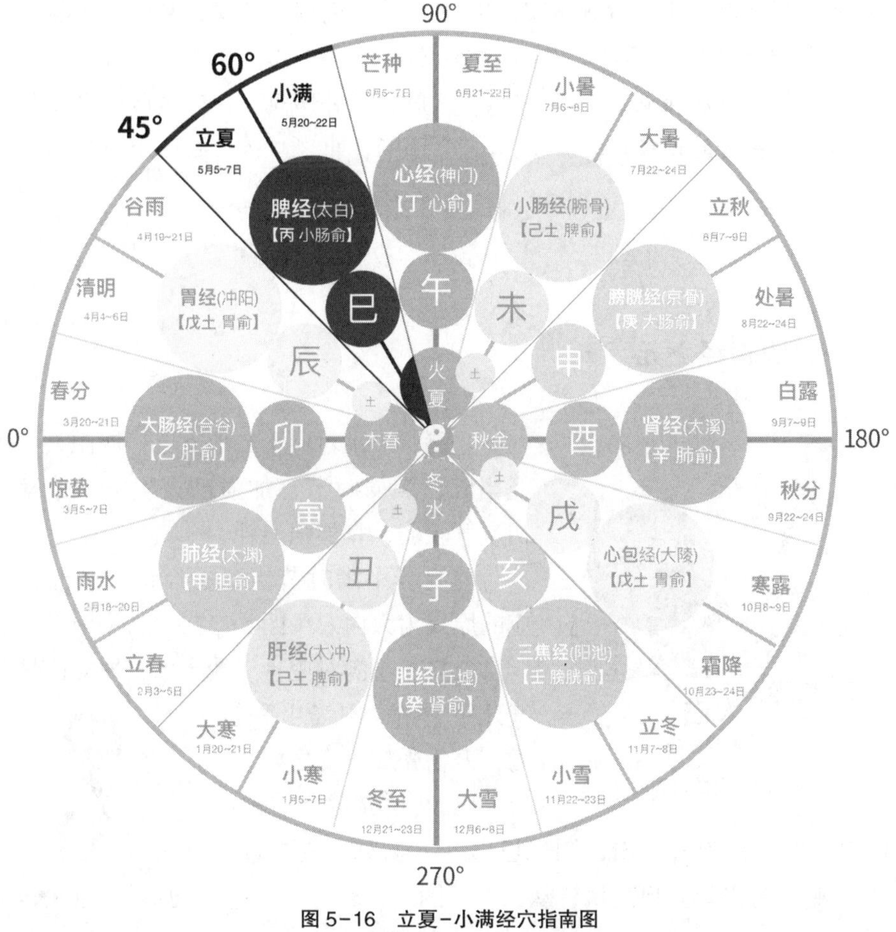

图 5-16　立夏-小满经穴指南图

立夏

《月令七十二候集解》曰："夏，假也。物至此时皆假大也。"

立夏，是一年中第七个节气。立，即建立，万物在夏天皆呈现出比往常更活跃、更壮大的情景。这时候太阳到达黄经45°，于每年公历5月5～7日交节。

巳月立夏，是"夏火"的开始，阳气渐盛。天气转热，人的心神易受到扰动，出现心神不宁。需开始加强对心脏的养护。"春夏养阳"，此时顺应天时，养护阳气，将有事半功倍的效果。

小满

《月令七十二候集解》曰："小满，四月中。小满者，物至于此小得盈满。"

夏火之气升发，已小成气候；雨水开始增多，江河渐满。这时候太阳到达黄经60°，于每年公历5月20～22日交节。

小满，"夏火"之气已有小成。随着气温升高，新陈代谢加快，人们易感到烦躁不安，应注意平静心情，平和心态。阳虚者，可顺应天时，温补阳气。同时慎防心火热移小肠，出现口舌生疮、小便短赤等症状。

一、固脾经之元

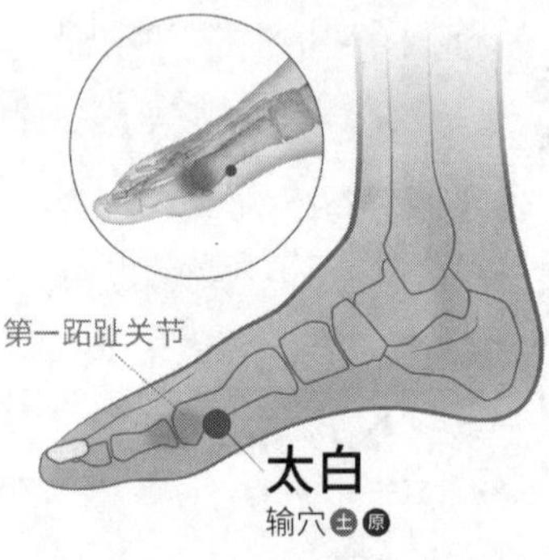

图 5-17　太白穴图

立夏、小满对应十二地支巳，属阳火，脾经当旺。顺应时节，加强巳火生发；生发之初，气较弱，宜加强温补。

立夏、小满时节当旺的经络为脾经，对应的原穴为太白穴（图 5-17）。

立夏、小满对应十二地支巳，地支巳是阳气几乎全出，阴气几乎全无，万物光辉毕现之象。

巳，《说文解字》曰："巳也，四月，阳气巳出，阴气巳藏。万物见，成文章。故巳为蛇，象形。凡巳之属皆从巳。"（图 5-18）

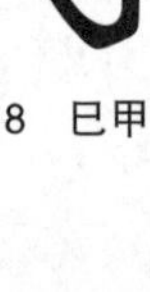

图 5-18　巳甲骨文图

二、固小肠腑之元

地支巳藏天干丙，属阳火，对应小肠腑。

立夏、小满时节当旺的脏腑为小肠腑，对应的背俞穴为小肠俞（图 5-19），小肠俞穴在骶部，平第一骶后孔，骶正中嵴旁 1.5 寸。

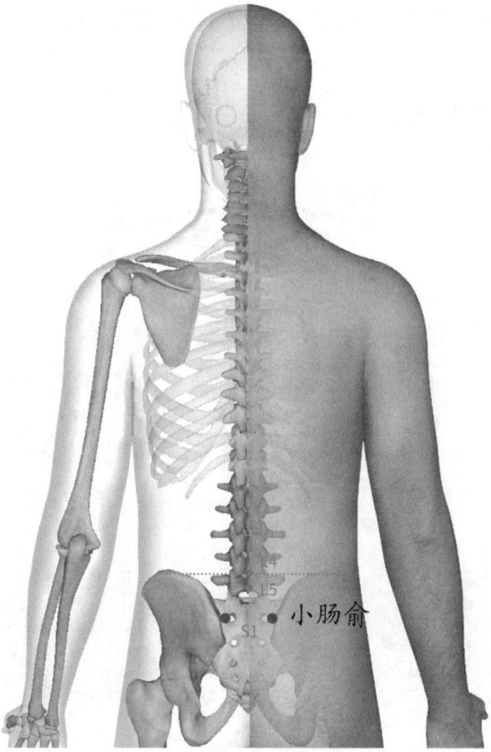

图 5-19 小肠俞穴图

地支巳藏天干丙。天干丙属阳火，指太阳，炎炎炳照之意，对应人体小肠腑。天干丙为万物已成，熠熠生辉之象。对应南方。

丙，《说文解字》曰："位南方，万物成，炳然。阴气初起，阳气将亏。从一入冂，一者，阳也。丙承乙，象人肩。凡丙之属皆从丙。"（图 5-20）

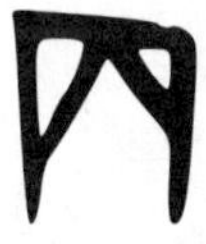

图 5-20 丙甲骨文

第五节 芒种、夏至（午月）

午月芒种阳火旺，调心泻火除烦安。

夏至阳极一阴生，滋阴养心神安藏。

午月，五月节，公历6月5日至7月8日之间，对应节气芒种、夏至（图5-21）。

地支午，五行属阴火，对应火气之当旺。

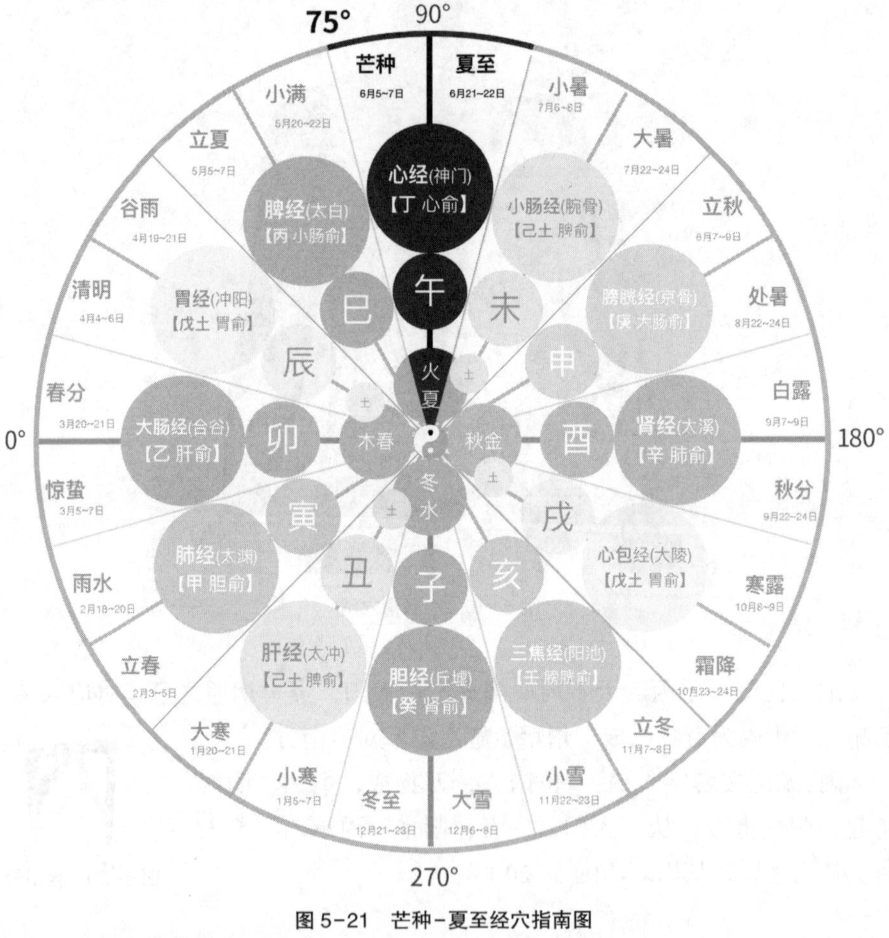

图5-21 芒种-夏至经穴指南图

芒种

《月令七十二候集解》曰："芒种，五月节。谓有芒之种谷可稼种矣。"

此时可种有芒之谷，过此即失效，故名"芒种也"，也称为"忙种""忙着种"。阳气最旺的时节即将来临。这时候太阳到达黄经75°，于每年公历6月5～7日交节。

午月芒种，"夏火"之气已旺盛。虽虚寒者在此时温补阳气，可事半功倍。但更应预防心火过旺引起的失眠多梦、心烦、口舌生疮等热证。同时应注意补充水分，慎防情绪剧烈引发心脑血管疾病。

夏至

《月令七十二候集解》曰："夏至，五月中，《韵会》曰：夏，假也；至，极也；万物于此皆假大而至极也。"

夏至，是一年中第十个节气。阳气升发已到了极点，万物也活跃、壮大到了极点。这时候太阳到达黄经90°，处于最北端，于每年公历6月21～22日交节。夏至三庚入伏。

夏至，"夏火"之气已到达巅峰。对阳气虚衰的患者来说，这是顺应天时，温补心阳的最好时机。但更需注重对心脏的特别养护，宜晚睡早起，适当午睡。避免剧烈运动，避免大汗淋漓。

一、固心经之元

芒种、夏至对应十二地支午，属阴火，心经当旺。

芒种、夏至时节当旺的经络为心经，对应的原穴为神门穴（图5-22）。

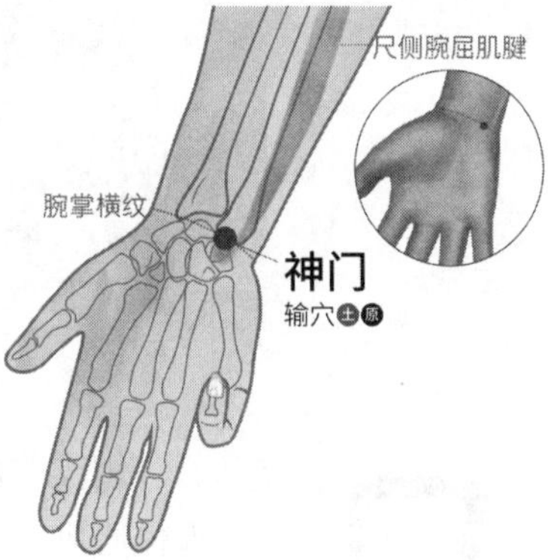

图5-22 神门穴图

芒种、夏至对应十二地支午，地支午是阳气最当旺之时，也是"物极必反"，阴气始生之时。

午，《说文解字》曰："牾也。五月，阴气午逆阳，冒地而出。此予矢同意。凡午之属皆从午。"（图5-23）

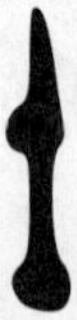

图 5-23　午甲骨文图

二、固心脏之元

地支午藏天干丁，属阴火，对应心脏。

芒种、夏至时节当旺的脏腑为心脏，对应的背俞穴为心俞穴（图 5-24），心俞穴在背部，第五胸椎棘突下，旁开 1.5 寸。

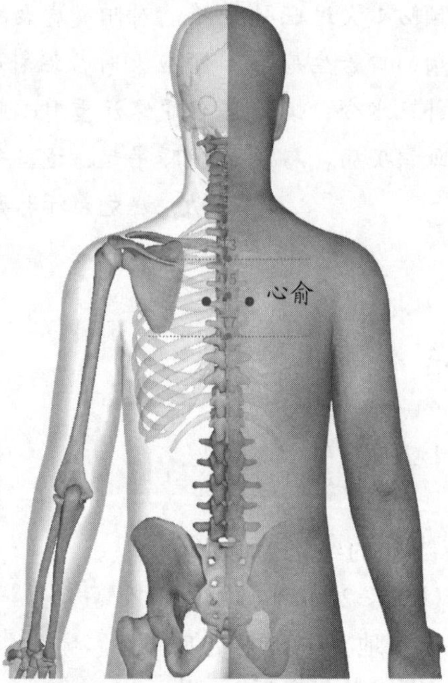

图 5-24　心俞穴图

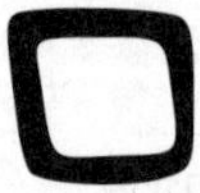

图 5-25　丁甲骨文图

地支午藏天干丁。丁属阴火，指灯火，炉火等，对应人体心脏。天干丁，是夏天万物蓬勃坚实之象。

丁，《说文解字》曰："夏时万物皆丁实。象形，丁承丙，象人心。凡丁之属皆从丁。"（图 5-25）

第六节 小暑、大暑（未月）

未月小暑长夏至，小肠经通湿热祛。
大暑横行炎热极，健脾祛湿泻火急。

未月，六月节，公历7月6日至8月9日之间，对应节气小暑、大暑（图5-26）。

地支未，五行属阴土，对应火金之过渡。

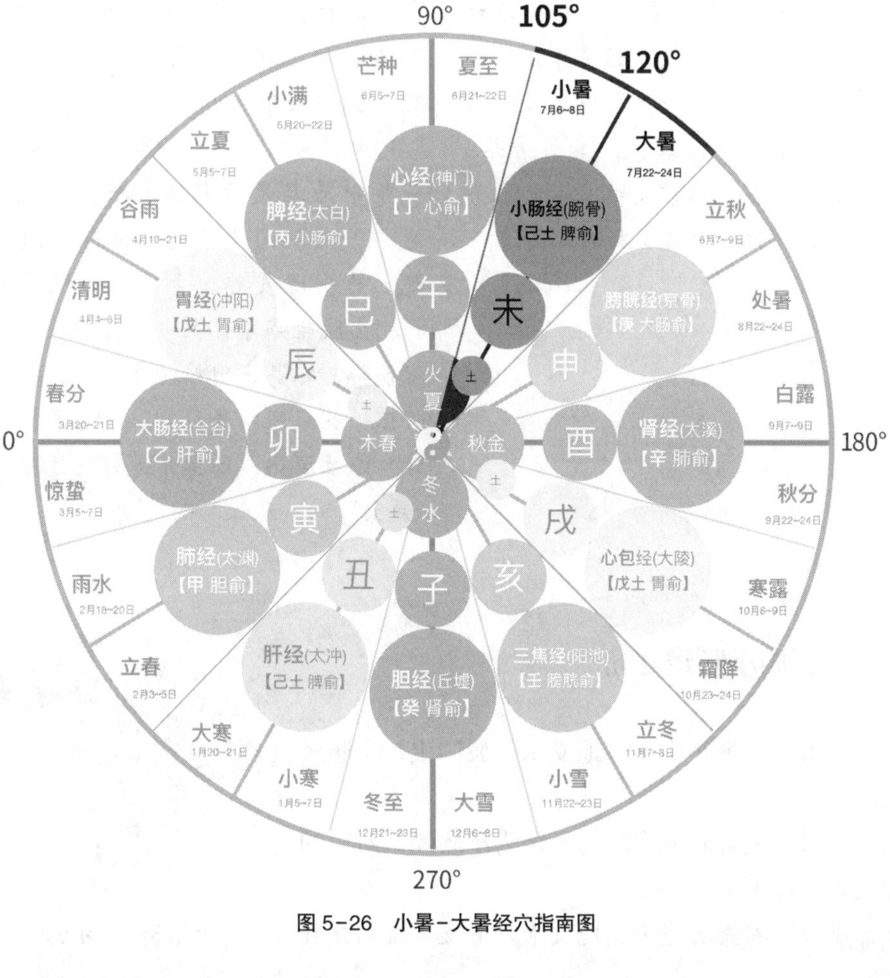

图5-26 小暑-大暑经穴指南图

小暑

《月令七十二候集解》曰："小暑，六月节。《说文》曰：暑，热也。就热之中，分为大小，月初为小，月中为大，今则热气犹小也。"

小暑，是一年中第十一个节气。地潜藏的阳气开始升发，天气开始变得潮湿闷热。这时候太阳到达黄经105°，于每年公历7月6～8日交节。

未月小暑，"夏火"之气开始肃降，天上的阳气开始肃降，但金气潜伏不得出。一年之中最湿热的"三伏天"即将来临，慎防暑热；此时清利湿热非常关键，心火热易移小肠，故心火与小肠热常同清。

大暑

《月令七十二候集解》曰："大暑，六月中。解见小暑。"《通纬·孝经援神契》曰："小暑后十五日斗指未为大暑，六月中。小大者，就极热之中，分为大小，初后为小，望后为大也。"

大暑，是一年中第十二个节气。"暑"即炎热；大暑，指炎热之极。一年中日照最多、气温最高、雷雨横行的节日。这时候太阳到达黄经120°，于每年公历7月22～24日交节。

大暑时节，正值中伏前后，是一年中暑湿最厉害的时节，正好是"午火"向"申金"肃降的过渡，易出现发热、上火、口腔溃疡、皮肤生疮等"上火"症状。暑湿伤脾，容易出现精神疲惫、口苦苔腻、胸腹胀闷等征象。故宜多健脾，以祛湿热，让身体更好地适应"夏火"向"秋燥"的过渡。

一、固小肠经之元

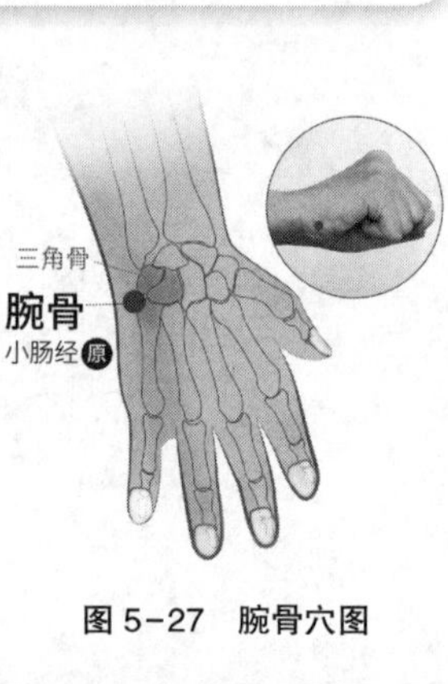

图5-27　腕骨穴图

小暑、大暑对应十二地支未，属阴土，小肠经当旺。

小暑、大暑时节当旺的经络为小肠经，对应的原穴为腕骨穴（图5-27）。

小暑、大暑对应十二地支未，地支未是阳气开始潜藏，将要衰退之象。

未，《说文解字》曰："味也。六月，滋味也。五行木老于未，象木重枝叶也。凡未之属皆从未。"（图 5-28）

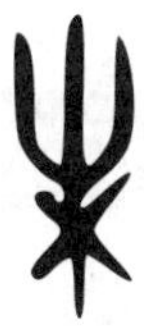

图 5-28 未甲骨文图

二、固脾脏之元

地支未、丑藏天干己，属阴土，对应脾脏。

小暑、大暑时节当旺的脏腑为脾脏，对应的背俞穴为脾俞穴（图 5-29），脾俞穴在背部，第十一胸椎棘突下，旁开 1.5 寸。

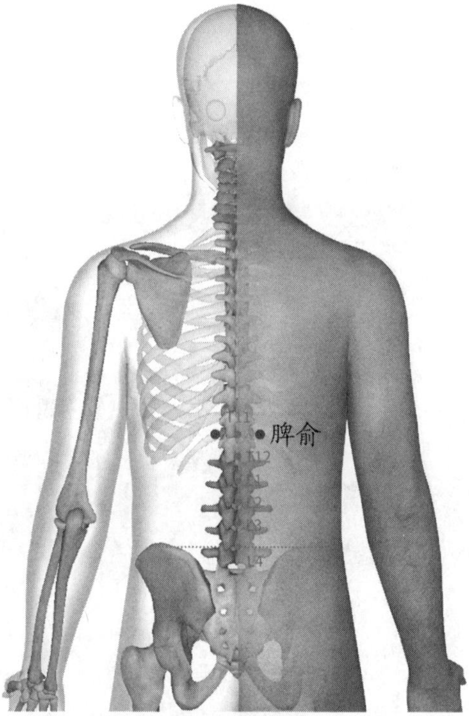

图 5-29 脾俞穴图

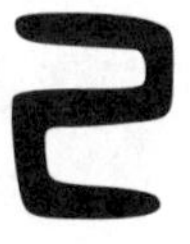

图 5-30 己甲骨文图

地支未、丑藏天干己。己属阴土，指田园之土，对应人体脾脏。天干己是居中，万物藏收和谐之象。

己，《说文解字》曰："中宫也。象万物辟藏诎形也。己承戊，象人腹。凡己之属皆从己。"（图 5-30）

第七节 立秋、处暑（申月）

申月立秋金出伏，膀胱经通暑湿除。
金出暑止凉意生，大肠通腑湿浊清。

申月，七月节，公历8月7日至9月9日之间，对应节气立秋、处暑（图5-31）。

地支申，五行属阳金，对应金气之生发。

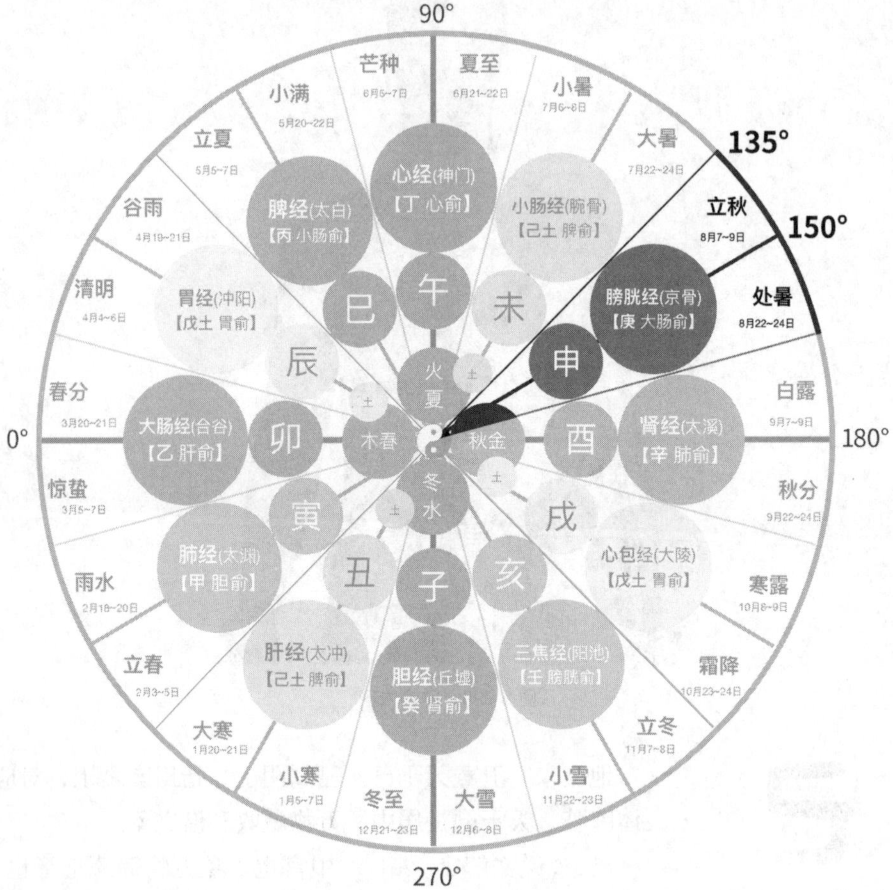

图5-31 立秋-处暑经穴指南图

立秋

《月令七十二候集解》曰："立秋，七月节。立字解见春。秋，揫也。物于此而揫敛也。"

立秋，是一年中第十三个节气。"立，建始也"，阳气渐收、阴气渐长，秋燥之气正式开始，万物从繁茂走向萧瑟成熟。这时候太阳到达黄经135°，于每年公历8月7～9日交节。

立秋，是"秋金"的开始，燥气渐长，但大多时候还处于中伏，天气还在酷热之中，故清暑祛湿非常必要。同时宜多补"申金"，通肺气，以助"秋金"伏出。

处暑

《月令七十二候集解》曰："处暑，七月中。处，止也。暑气至此而止矣。"

处暑，是一年中第十四个节气。正式出暑，金气出伏，天气由炎热向凉爽过渡。这时候太阳到达黄经150°，于每年公历8月22～24日交节。

处暑，"秋金"之气渐长，暑湿正式结束，气温下降逐渐明显。但在南方地区，往往在处暑尾声再次遭遇高温天，这就是名副其实的"秋老虎"。故在适时"补金"的同时，配合清利湿浊。

一、固膀胱经之元

立秋、处暑对应十二地支申，属阳金，膀胱经当旺。顺应时节，加强申金生发；生发之初，气较弱，宜加强温补。

立秋、处暑时节当旺的经络为膀胱经，对应的原穴为京骨（图5-32）。

立秋、处暑对应十二地支申，地支申是阴气开始形成气候，束引之象。

申，《说文解字》曰："神也。七月，阴气成，体自申束。从臼，自持也。吏臣餔时听事，申旦政也。凡申之属皆从申。"（图5-33）

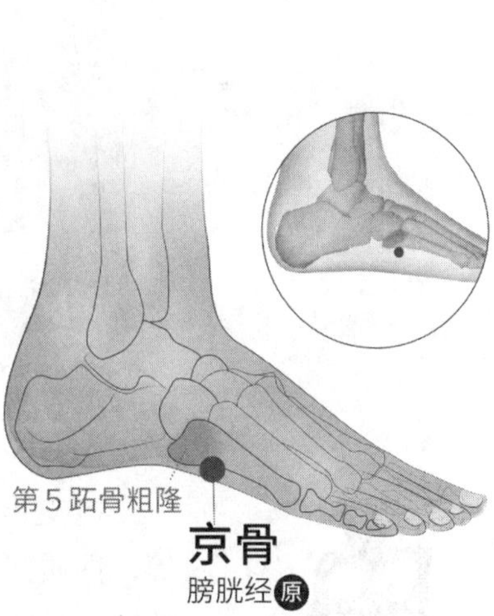

图5-32 京骨穴图

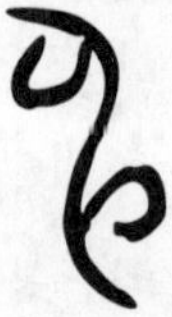

图 5-33　申甲骨文图

二、固大肠腑之元

地支申藏天干庚，属阳金，对应大肠腑。

立秋、处暑时节当旺脏腑为大肠腑，对应的背俞穴为大肠俞（图 5-34），大肠俞在腰部，当第四腰椎棘突下，旁开 1.5 寸。

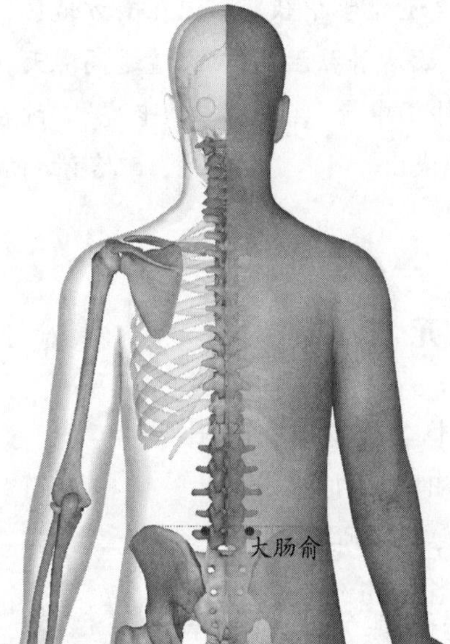

图 5-34　大肠俞穴图

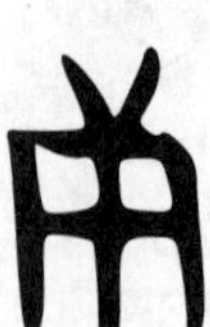

图 5-35　庚甲骨文图

地支申藏天干庚。庚属阳金，指铁、刀剑、矿石等，性质坚硬，对应人体大肠腑。天干庚是秋天万物开始结果成实之象。

庚，《说文解字》曰："位西方。象秋时万物庚庚有实也。庚承己，象人脐。凡庚之属皆从庚。"（图 5-35）

第八节 白露、秋分（酉月）

酉月秋凉白露凝，肾经固本阴水生。
秋风瑟瑟辛燥盛，肺阴滋养津液生。

酉月，八月节，公历 9 月 7 日至 10 月 9 日之间，对应节气白露、秋分（图 5-36）。

地支酉，五行属阴金，对应金气之当旺。

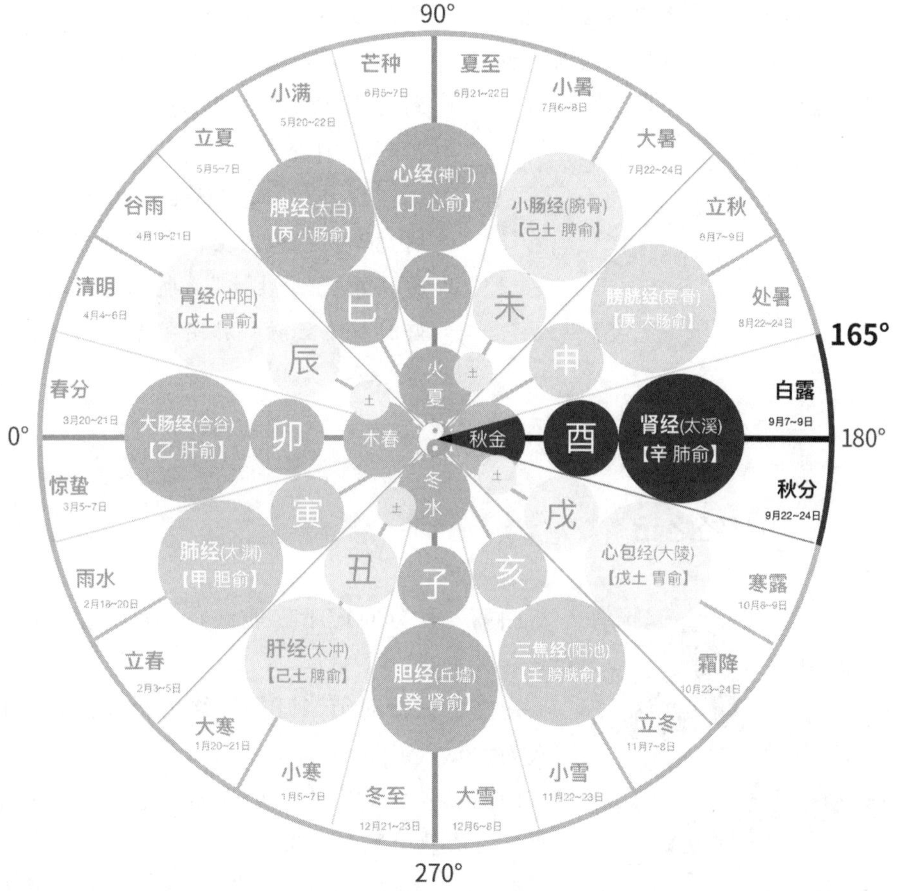

图 5-36　白露-秋分经穴指南图

白露

《月令七十二候集解》曰："白露，八月节。秋属金，金色白，阴气渐重，露凝而白也。"

白露，是一年中第十五个节气。天气转凉，昼夜温差大，露水凝结。这时候太阳到达黄经165°，于每年公历9月7～9日交节。

白露时节，"秋金"当旺，天气转凉，昼夜温差大，注意保暖；"秋冬养阴"，对阴虚患者来说，正是"滋阴"的好时候。同时注意预防秋燥，饮食多以生津润肺为主。

秋分

《月令七十二候集解》曰："秋分，八月中。解见春分。"《春秋繁露·阴阳出入上下篇》曰："秋分者，阴阳相半也，故昼夜均而寒暑平。"

秋分，是一年中的第十六个节气。它有着"平分秋色"的寓意：一方面，秋分这一天昼夜平分，太阳几乎直射地球赤道，全球各地昼夜等长；另一方面，秋分也象征着平分了秋季，将秋季分为前后两半，意味着秋季过半。此时，太阳到达黄经180°，于每年公历9月22～24日交节。

酉月秋分，"秋金"之气已到达巅峰。秋风瑟瑟，寒凉渐重，慎防凉燥；"金生水"，也正是补阴的好时机。故滋补肺阴、养阴润燥非常必要。

一、固肾经之元

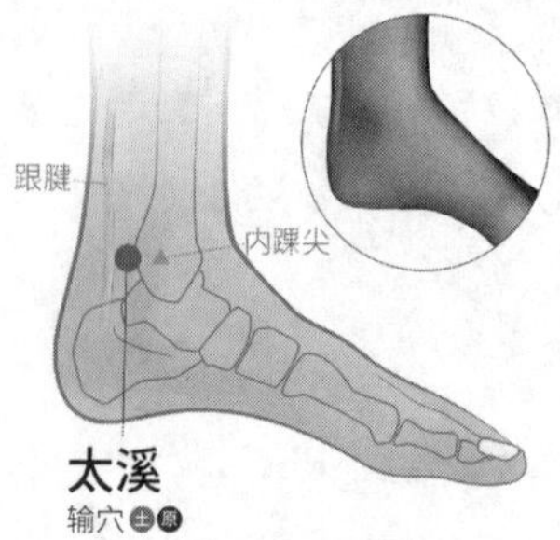

图5-37　太溪穴图

白露、秋分对应十二地支酉，属阴金，肾经当旺。

白露、秋分时节当旺的经络为肾经；对应的原穴为太溪穴（图5-37）。

白露、秋分对应十二地支酉，地支酉是万物有收成，成熟可酿酒之象。

酉，《说文解字》曰："就也。八月黍成，可为酎酒。象古文酉之形。凡酉之属皆从酉。"（图5-38）

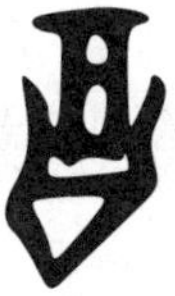

图 5-38　酉甲骨文图

二、固肺脏之元

地支酉藏天干辛，属阴金，对应肺脏。

白露、秋分时节当旺脏腑为肺脏，对应的背俞穴为肺俞（图 5-39），肺俞穴在背部，第三胸椎棘突下，旁开 1.5 寸。

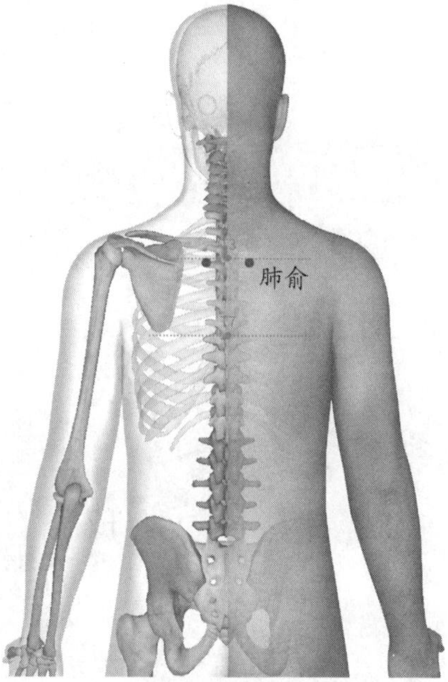

图 5-39　肺俞穴图

地支酉藏天干辛。辛属阴金，指珠玉、宝石、砂金，对应人体肺脏。天干辛是万物成熟结果坚实刚硬之象。

辛，《说文解字》曰："秋时万物成而熟。金刚，味辛，辛痛即泣出。从一从辛，辛，罪也。辛承庚，象人股。凡辛之属皆从辛。"（图 5-40）

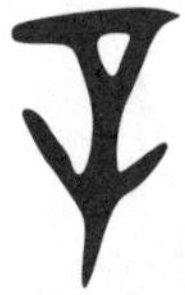

图 5-40　辛甲骨文图

第九节 寒露、霜降（戌月）

寒露戌土悲秋来；心包气通暖阳生。

气肃冷凉寒霜降，培土固阳迎冬来。

戌月，九月节，公历10月8日至11月8日之间，对应节气寒露、霜降（图5-41）。

地支戌，五行属阳土，对应金水之过渡。

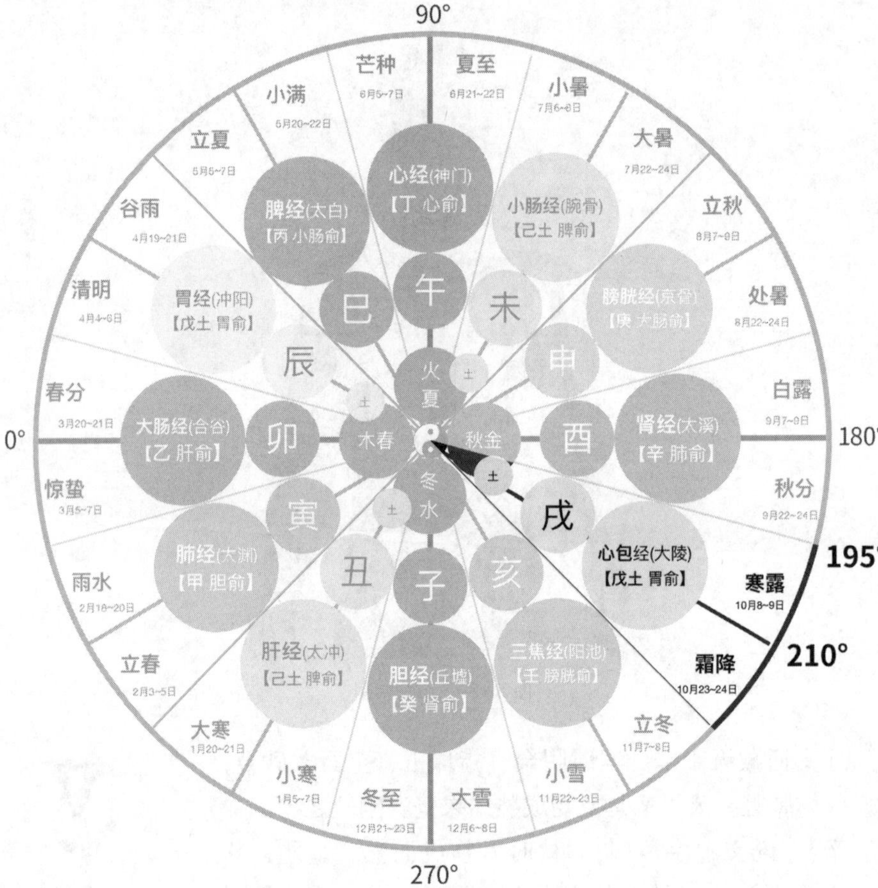

图5-41 寒露-霜降经穴指南图

寒露

《月令七十二候集解》曰："九月节，露气寒冷，将凝结也。"

寒露，是一年中第十七个节气。寒露的气温比白露时气温更低，地面的露水更冷。北方地区或已进入冬季，甚至出现万里雪飘景象。这时候太阳到达黄经195°，于每年公历10月8～9日交节。

戌月寒露，是"秋金"开始向"冬水"过渡，昼短夜长，寒冬之气渐生，慎防风防寒。"花木凋零，秋风萧瑟"，悲秋之意顿起，胸部宜多畅通，让身心气机保持畅通。

霜降

《月令七十二候集解》曰："九月中，气肃而凝露结为霜矣。"

霜降，是一年中第十八个节气。霜降节气含有天气渐冷、初霜出现的意思，是秋季的最后一个节气，也意味着冬天的开始。这时候太阳到达黄经210°，于每年公历10月23～24日交节。

霜降时节，正好是酉金向亥水潜藏的过渡。过渡不好易出现干咳、喉中声哑、口干、皮肤干燥等"肺燥"症状。俗语云："一年补透透，不如补霜降。"霜降，是一年中最适合温补的时候；温补脾胃尤为重要。脾胃好，正气足，让身体更好地适应"秋燥"向"冬寒"的过渡。

一、固心包经之元

寒露、霜降对应十二地支戌，属阳土，心包经当旺。

寒露、霜降时节当旺的经络为心包经，对应的原穴为大陵穴（图5-42）。

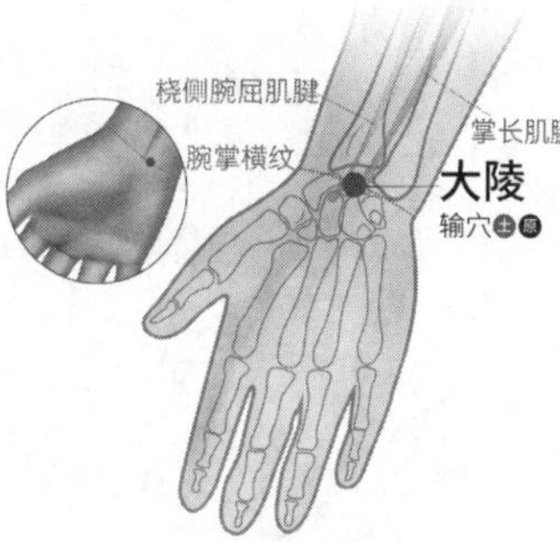

图5-42 大陵穴图

寒露、霜降对应十二地支戌，地支戌是阳气衰微，万物凋零潜藏之象。

戌，《说文解字》曰："灭也。九月，阳气微，万物毕成，阳下入地也。五行土生于戊，盛于戌，从戊含一。凡戌之属皆从戌。"（图5-43）

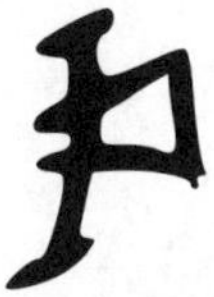

图5-43 戌甲骨文图

二、固胃腑之元

寒露、霜降时节的固胃腑之元的方法同清明、谷雨时节。

第十节 立冬、小雪（亥月）

立冬亥水寒渐长，三焦聚气阳潜藏。
寒气凝水小雪至，膀胱温通寒湿除。

亥月，十月节，公历 11 月 7 日至 12 月 8 日之间，对应节气立冬、小雪（图 5-44）。

地支亥，五行属阳水，对应水气之生发。

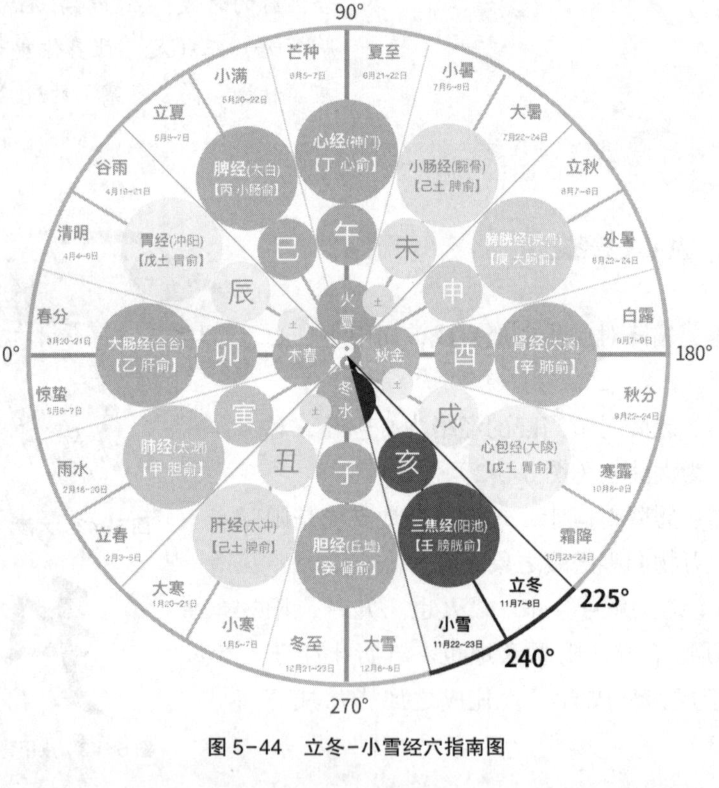

图 5-44　立冬-小雪经穴指南图

立冬

《月令七十二候集解》曰："立，立冬，十月节……冬，终也，万物收藏也。"

立冬，是一年中第十九个节气。冬寒之气，正式开启，阳气潜藏，万物进入休养、收藏状态。这时候太阳到达黄经225°，于每年公历11月7～8日交节。

亥月立冬，是"冬水"的开始，寒气渐长。此时阳气开始潜藏，早睡晚起，减少活动，神气内收。对于"阴虚"的患者，"顺应天时，补水滋阴"的时机，正式开启。呼吸宜多下沉，"气聚丹田"，和缓深长。

小雪

《月令七十二候集解》曰："小雪，十月中。雨下而为寒气所薄，故凝而为雪。小者，未盛之辞。"

小雪，是一年中第二十个节气。寒潮和强冷空气开始到来，天气越来越冷。这时候太阳到达黄经240°，于每年公历11月22～23日交节。

小雪，"冬水"之气渐长。天气越来越冷，降水量也渐增，慎防寒湿。俗语说："寒气从脚生"，尤要注意脚部的保暖。

一、固三焦经之元

立冬、小雪对应十二地支亥，属阳水，三焦经当旺。顺应时节，加强亥水生发；生发之初，气较弱，可加强温补。但立冬气血开始收藏，注意控制灸火灸量，不宜过多，以少火温濡为主。

立冬、小雪时节当旺的经络为三焦经，对应的原穴为阳池穴（图5-45）。

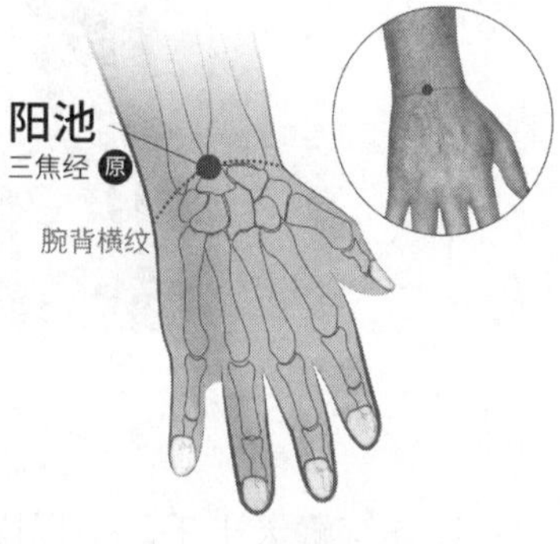

图5-45 阳池穴图

立冬、小雪对应十二地支亥，地支亥是阴气旺盛，仅有微阳之象。

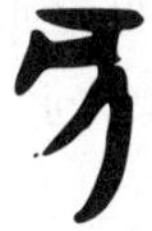
图5-46 亥甲骨文图

亥，《说文解字》曰："荄也。十月，微阳起，接盛阴……古文上字，一人男，一人女也，从乙，象怀子咳咳之形。《春秋传》曰：'亥有二首六身。'凡亥之属皆从亥。"（图5-46）

二、固膀胱腑之元

地支亥藏天干壬，属阳水，对应膀胱腑。

立冬、小雪时节当旺的脏腑为膀胱腑，对应的背俞穴为膀胱俞穴（图5-47），膀胱俞穴在骶部，平第二骶后孔，骶正中嵴旁1.5寸。

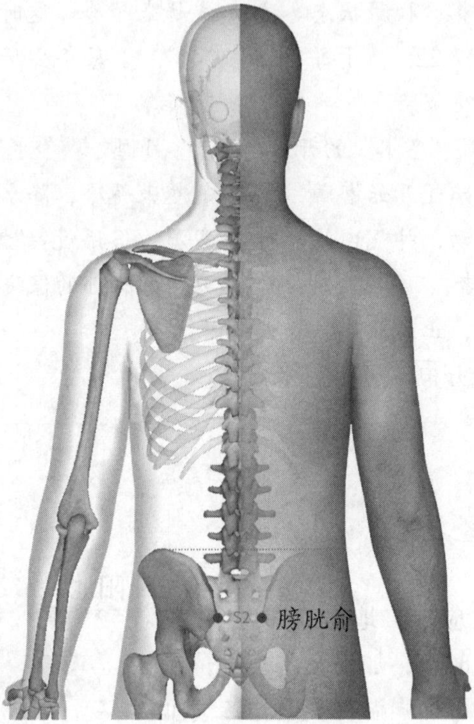

图5-47 膀胱俞穴图

地支亥藏天干壬。壬属阳水，指大海之水，对应人体膀胱腑。地天干壬为阴将走到极点，阳将生起之象。

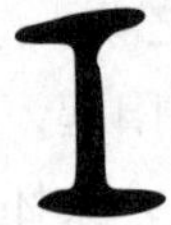
图5-48 壬甲骨文图

壬，《说文解字》曰："壬，位北方也，阴极阳生。故《易》曰：'龙战于野。'战者，接也。象人怀妊之形。承亥壬以子，生之叙也，与巫同意。壬承辛，象人胫，胫，任体也。凡壬之属皆从壬"。（图5-48）

第十一节 大雪、冬至（子月）

大雪子水寒刺骨，胆经潜阳深入髓。

冬至阴极一阳生，补肾固本元气增。

子月，十一月节，公历 12 月 6 日至 1 月 7 日之间，对应节气大雪、冬至（图 5-49）。

地支子，五行属阴水，对应水气之当旺。

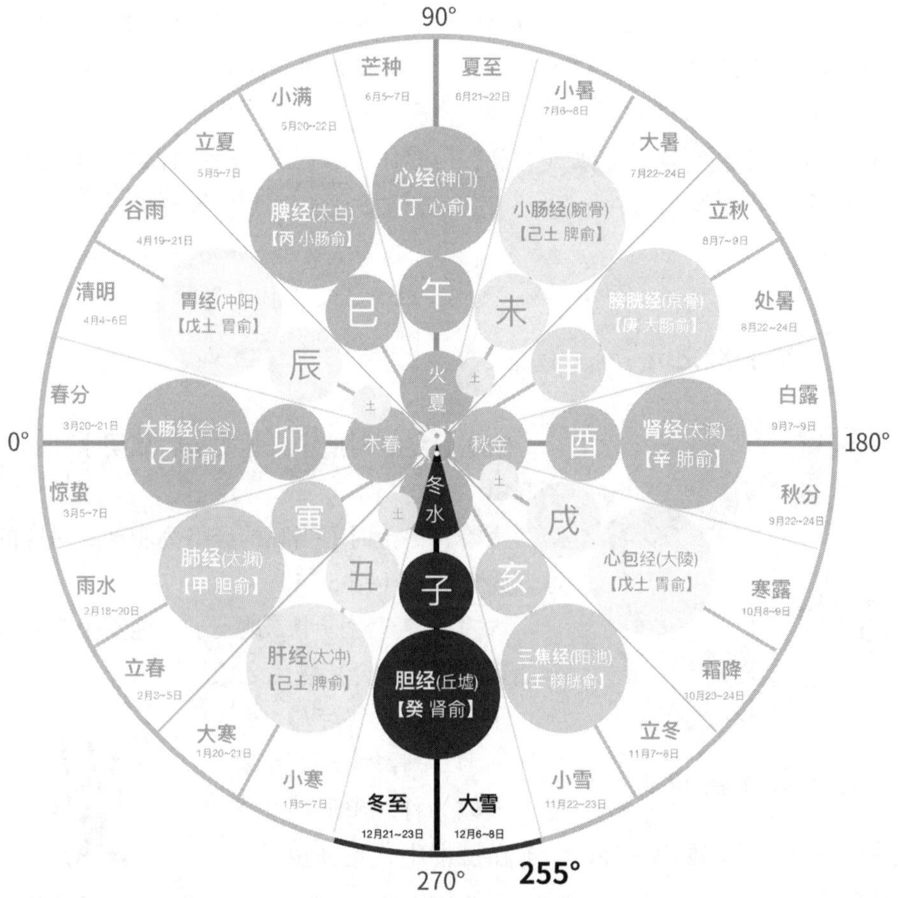

图 5-49 大雪-冬至经穴指南图

大雪

《月令七十二候集解》曰："大雪，十一月节。大者，盛也。至此而雪盛矣。"

大雪，是一年中第二十一个节气。天气更冷、阴气最重的时节即将开启。强冷空气及寒潮的到来，往往带来降雪或暴雪。这时候太阳到达黄经255°，于每年公历12月6～8日交节。

子月大雪，"冬水"之气已旺盛。此时宜深藏阳气，静心少动。阴虚患者"补水滋阴"的最佳时机。但此时寒气壅盛，寒风刺骨，慎防骨关节疾患。

冬至

《月令七十二候集解》曰："冬至，十一月中。终藏之气至此而极也。"

冬至，是一年中第二十二个节气，是阴气最重的时节。俗语云："冬至逢壬数九"，各地气候都将进入一个最寒冷的"数九寒天"。这时候太阳到达黄经270°，于每年公历12月21～23日交节。

冬至，"冬水"之气到达了极点。正是阴虚患者"补水滋阴"的最好时机，温补肾水、固本培元正当时。冬至后，阳气渐起，阳虚患者宜多吃温阳类食物御寒。

一、固胆经之元

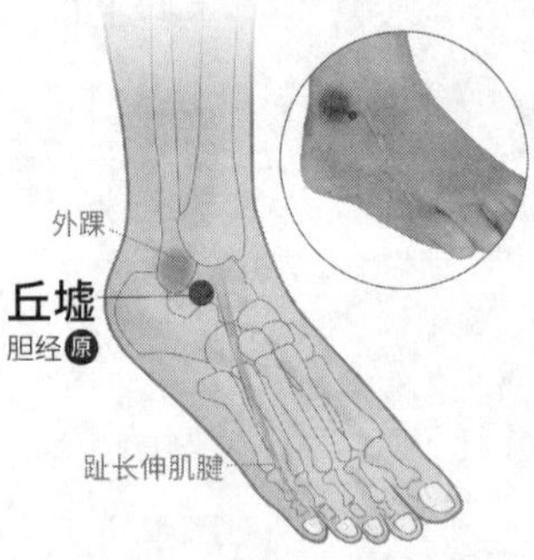

图5-50 丘墟穴图

大雪、冬至对应十二地支子，属阴水，胆经当旺。

大雪、冬至时节当旺的经络为胆经，对应的原穴为丘墟穴（图5-50）。

大雪、冬至对应十二地支子，地支子为阳气开始运动，万物开始滋生之象。

子，《说文解字》曰："十一月，阳气动，万物滋，人以为称。象形。凡子之属皆从子。（李阳冰亦云：'子在襁褓中，足并也。'）"（图5-51）

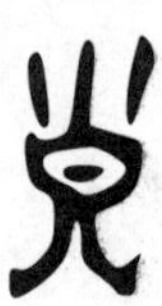

图5-51 子甲骨文图

二、固肾脏之元

地支子藏天干癸，属阴水，对应肾脏。

大雪、冬至时节当旺的脏腑为肾脏，对应的背俞穴为肾俞穴（图 5-52），肾俞穴在腰部，当第二腰椎棘突下，旁开 1.5 寸。

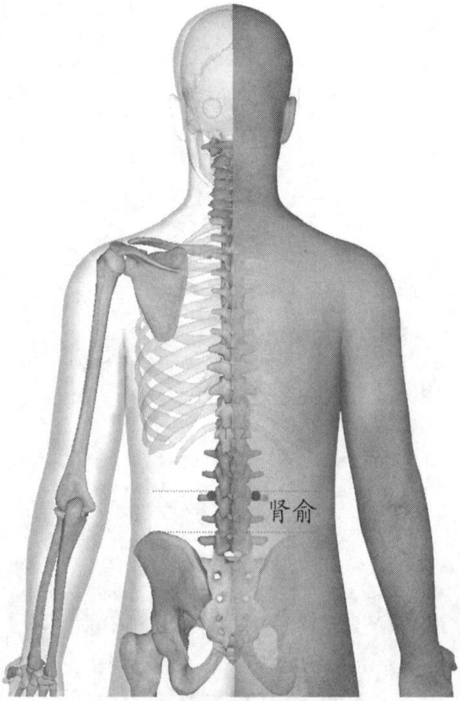

图 5-52 肾俞穴图

地支子藏天干癸。癸属阴水，指雨露之水，也有闭藏和内在萌生之意，对应人体肾脏。天干癸为万物收聚归藏归根之象。

癸，《说文解字》曰："冬时，水土平，可揆度也。象水从四方流入地中之形。癸承壬，象人足。凡癸之属皆从癸。"（图 5-53）

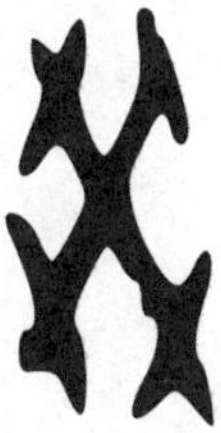

图 5-53 癸甲骨文图

第十二节 小寒、大寒（丑月）

初寒渐至谨御寒，肝经温通守元阳。

寒气逆极大寒至，急补脾阳迎春来。

丑月，十二月节，公历 1 月 5 日至 2 月 5 日之间，对应节气小寒、大寒（图 5-54）。

地支丑，五行属阴土，对应水木之过渡。

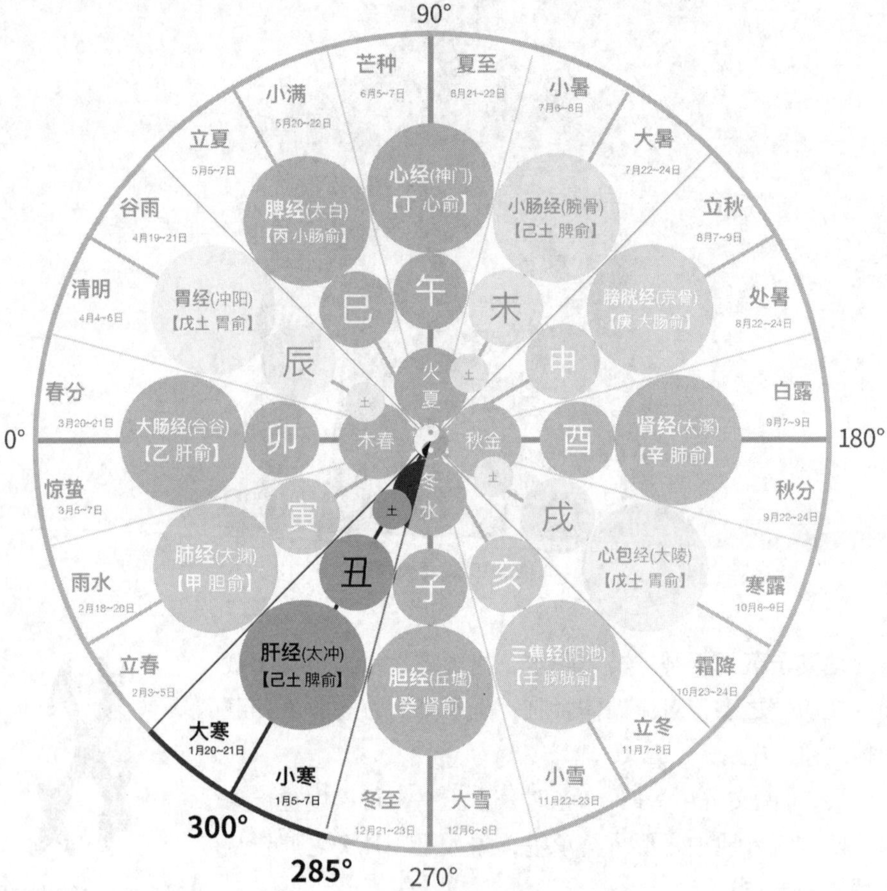

图 5-54 小寒-大寒经穴指南图

小寒

《月令七十二候集解》曰："十二月节，月初寒尚小，故云。月半则大矣。"

小寒，为二十四节气中第二十三个节气。冷气积久而寒，天气寒冷，但还没有到极点，故称小寒。这时候太阳到达黄经285°，于每年公历1月5～7日交节。

俗语云："小寒时处二三九，天寒地冻冷到抖。"小寒时节开始进入一年中最冷的时期。"三九补一冬，来年无病痛"，即小寒宜温补，特别是温补脾肾，可常灸脾俞、肾俞、足三里。

大寒

《月令七十二候集解》曰："大寒，十二月中。解见前。"

大寒，为二十四节气中最后一个节气，最寒冷的月份即将来临；大寒在岁终，冬去春来，新的轮回又将开始。这时候太阳到达黄经300°，于每年公历1月20～21日交节。

俗语云："小寒大寒，无风自寒。"大寒处在"三九""四九"时段，是一年中最寒冷的时期，此时如果脾胃调和，气血充盈，四肢百骸温暖，方可抵御严寒侵袭。因此，大寒宜心境平和，多闭目静养，温补脾胃。

一、固肝经之元

小寒、大寒对应十二地支丑，属阴土，肝经当旺。

小寒、大寒时节当旺的经络为肝经，对应的原穴为太冲穴（图5-55）。

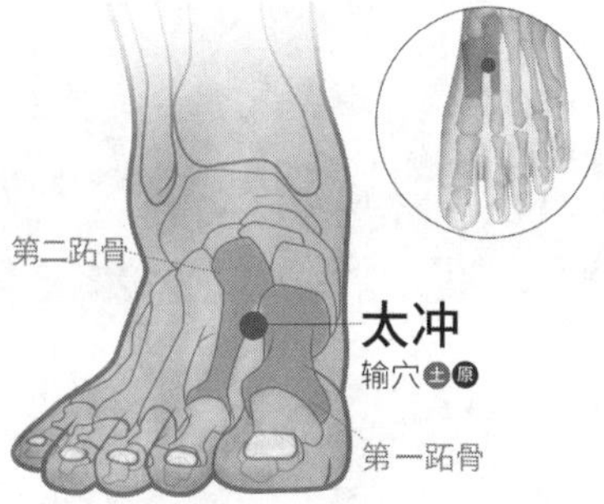

图5-55 太冲穴图

小寒、大寒对应十二地支丑，地支丑为人手蠢蠢欲动之象。

丑，《说文解字》曰："纽也。十二月，万物动，用事。象手之形，时加丑，亦举手时也。凡丑之属皆从丑。"（图5-56）

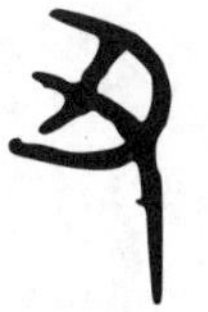

图5-56 丑甲骨文图

二、固脾脏之元

小寒、大寒时节的固脾脏之元的方法同小暑、大暑时节。

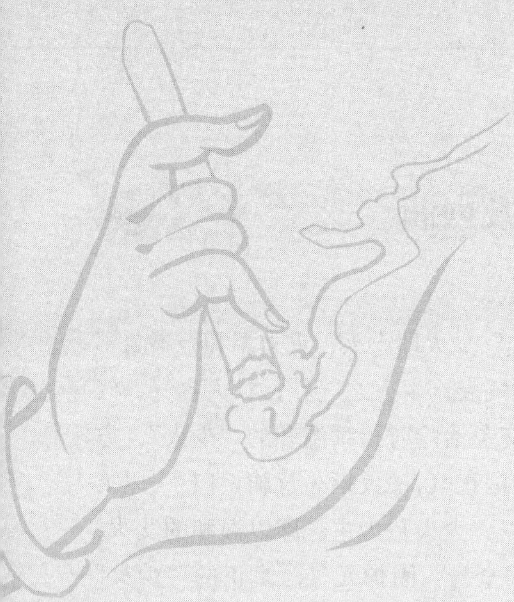

陆

二十四节气固元灸的灸火要则

“壮火之气衰，少火之气壮。壮火食气，气食少火。壮火散气，少火生气。”

——《素问·阴阳应象大论》

第一节 “少火”的特性及内涵

《说文解字》曰：“少，不多也。从小。”少火即小火，火力温和，不急不躁。《素问·阴阳应象大论》曰：“壮火之气衰，少火之气壮，壮火食气，气食少火，壮火散气，少火生气。”在实施艾灸治疗时持续温和的“少火”，方可温补正气。火力猛烈的“壮火”反而会泻正气，《灵枢·背腧》曰：“以火补者，毋吹其火，须自灭也”。固元灸皆以“少火”为主，即以温和的艾火，慢慢温透，让身体更好地吸收热量，温濡全身，固护元气。真正的“少火”需满足以下几个要素。

一、守静勿过急

施灸者平心静气、凝神守意，让灸火稳定、柔和，与受灸者神气相合，平静和谐。渗透深层经脉，温濡脏腑气血。

二、距离勿太近

艾灸火焰与体表经穴距离宜大于 3 cm，不宜波动太多，使灸火稳定而持续。

三、艾灸温度宜适度

艾灸时温度须适度，艾条或艾炷宜自然点燃，“吹红的艾条或艾炷”易产生猛烈的灼热感，艾灸宜自然燃烧（灰过多亦要及时刮拭），使灸火温热而不猛烈，柔和而渗透。

四、灸量勿太过

艾灸时间宜在 10～15 分钟，不要超过 30 分钟。“少火”艾灸，个体差异，时间无严格规定。虚寒、经脉畅通者，宜延长艾灸时间；燥热、经脉瘀堵者，亦适当缩短艾灸时间。灸量一般以局部体表微红，灸热温透入经脉为度。若表皮局部过红，灸火热力不能传导散开，需当下停止或减少对该处的艾灸，宜循序渐进，配合经脉手法，使灸火局部渗透。

切勿操之过急，灸火贪多，过犹不及。艾灸的疗效不在于“多”，而在于“透”。明代李时珍的《本草纲目》曰：“灸之则透诸经，而治百种病邪，起沉疴之人为康泰，其功亦大矣。”

第二节 四季之灸火控制

1. 春生夏长，秋收冬藏

《灵枢·顺气一日分为四时》曰：“春生夏长，秋收冬藏，是气之常也，人亦应之。”人体在养生保健的过程中，要顺时天地自然之道温补阳气。从整体来说，春夏是阳气生发生长的好时期，顺应天时可增强温灸温补，事半功倍。特别是夏至后三伏天，是地面阳气最旺之时，同时也是金气即将出伏、人体祛病排邪的好时机，最适合多灸。秋冬季节，阳气潜降收藏，表皮不宜过多外露，内在气血不宜大动，灸火灸量宜温濡温和、适当减少；若要加大火力御寒，应距离体表更远一些，以感觉温暖舒畅为宜，多配合聚气潜藏。

2. 顺时圆动，助阳守中

四时之气皆有始、有盛、有终，二十四节气与十二地支月，皆是太阳回归年的一个周期，完全对应。故以十二地支五行运转规律为指导，便能整体把握四气盛衰的规律，适时调整温补火候，更可全面顺时施治，事半功倍。

（1）四气生发，增强灸补

四生（寅、巳、申、亥），为四气生发之时，对应节气立春、雨水，立夏、小满，立秋、处暑，立冬、小雪，生发之初气较弱，宜加强温补相应经络脏腑之气。但立冬、小雪，气血开始收藏，注意控制灸火灸量，不宜过多，以少火温濡为主（图 6-1）。

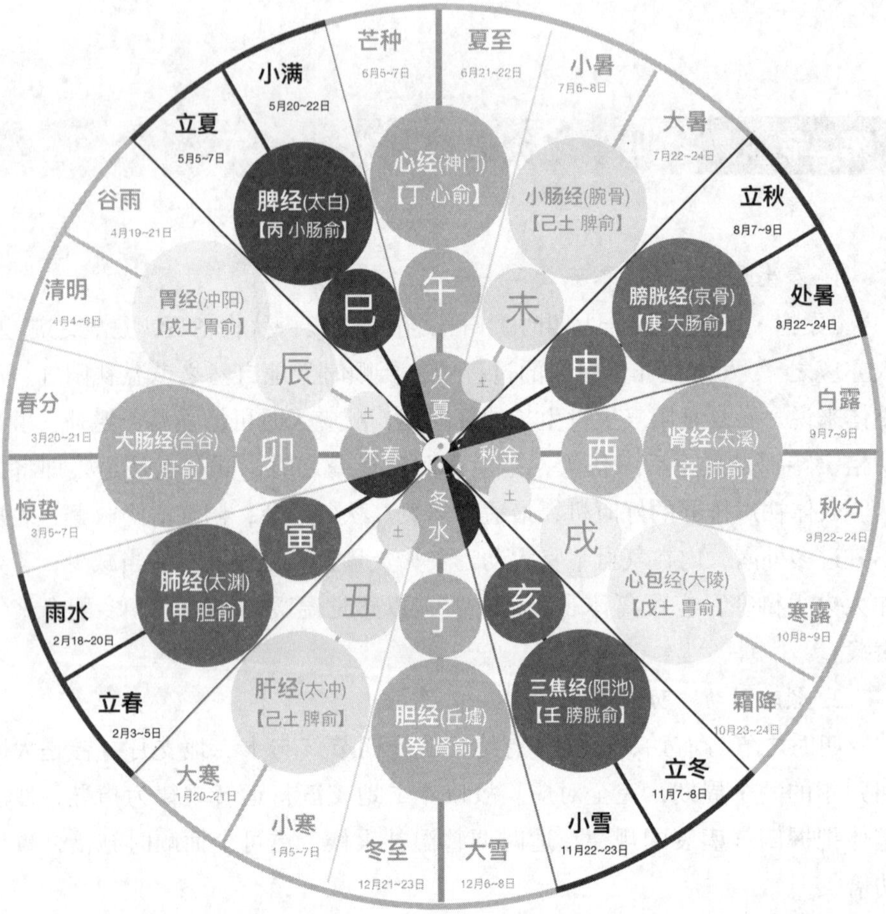

图 6-1　四气生发季节经穴图

（2）四气当旺，平和灸补

四正（卯、午、酉、子），为四气旺盛之时，对应节气惊蛰、春分，芒种、夏至，白露、秋分，大雪、冬至，此时顺势而补相应脏腑，效果更佳，但应注意火候，防补太过，特别是芒种、夏至火盛之时。大雪、冬至时，人体气血潜藏，灸火灸量不宜过大（因人体质各异，对灸火感知与耐受度不同，故以受灸者体感为主，问其是否有猛烈灼烧感与燥渴感。如有异常，及时停灸，灸火灸量见前文），多配合聚气潜藏（图 6-2）。

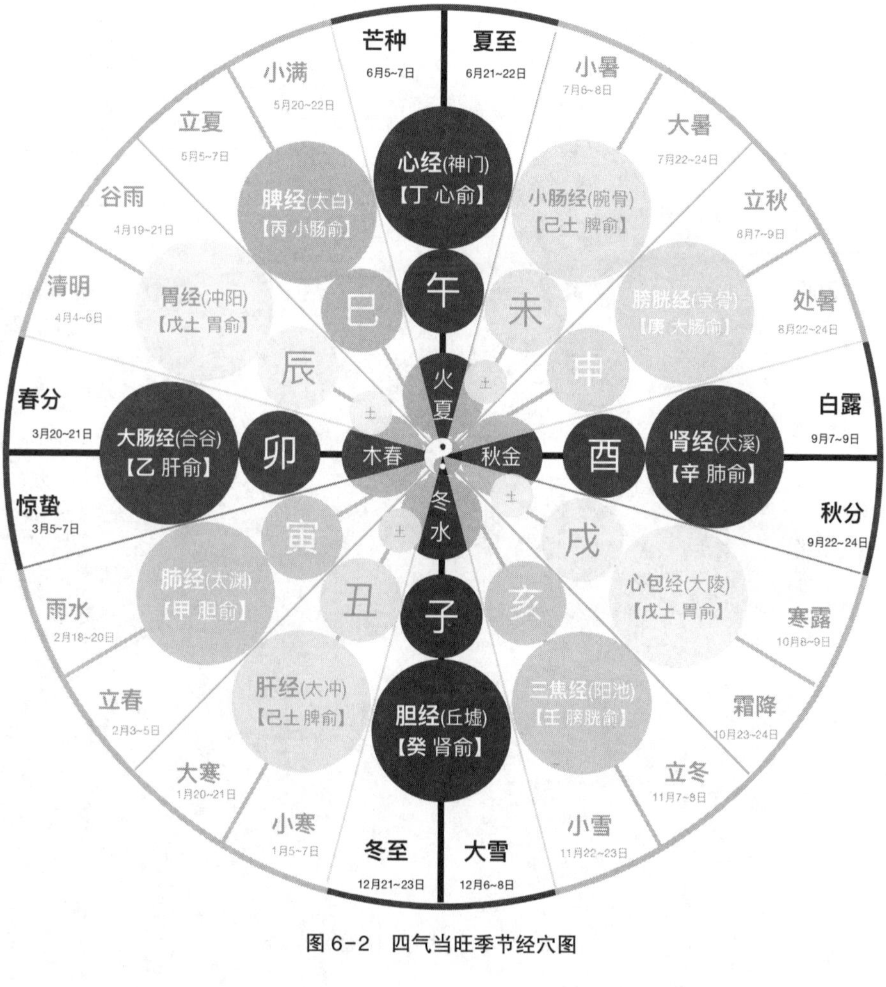

图 6-2 四气当旺季节经穴图

（3）四气过渡，灸补中土

四库（辰、未、戌、丑），皆属土，为四气之中转过渡，对应节气清明、谷雨，小暑、大暑，寒露、霜降，小寒、大寒，此时以增强脾土运化为主。特别是小暑、大暑，正处一年中最适合艾灸的三伏天时期，宜加大灸量；但小寒、大寒时节，气血收藏，灸火灸量应减少（受灸者体质不同，素体虚寒者与阴虚阳盛者感知程度不等，应在受灸者以往艾灸时间上增减），以温火御寒即可（图6-3）。

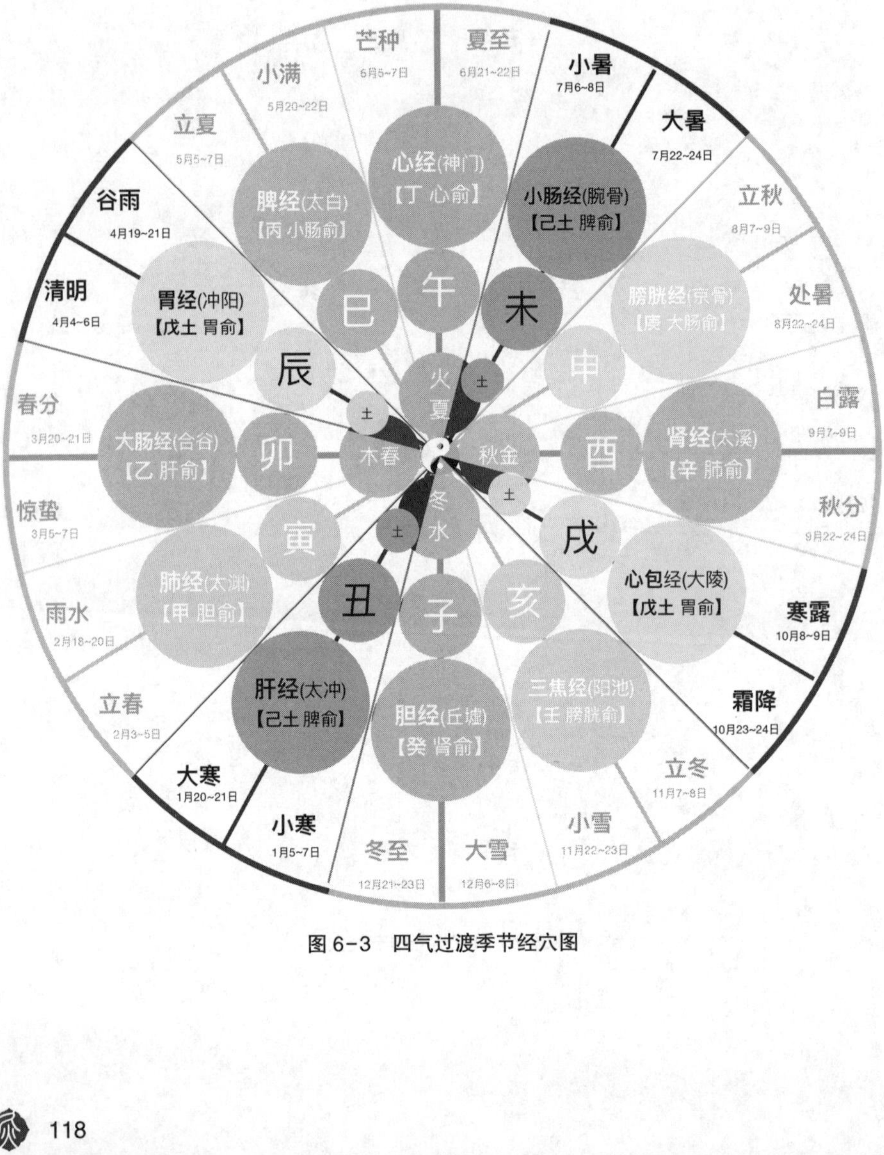

图6-3 四气过渡季节经穴图

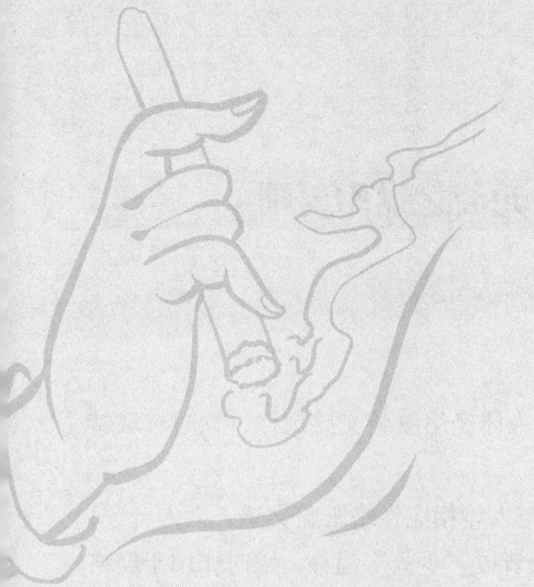

柒 二十四节气固元灸之临证操作

顺时顺势，平心静气，
温补为主，调和为辅；
先天后天齐固，经络脏腑同补。

第一节　二十四节气固元灸之操作要则

一、顺时顺势

依据日时、节气、阴阳五行轮转与人体经络脏腑交感规律，顺时选取特定穴位，可更好地畅通经络，通调脏腑。

地球绕太阳每转15°产生一节气，与人体相应经络脏腑交感，天人合一，人体气血与地球同周转。“固元灸”施灸皆以“少火”温补，顺时作用于经络脏腑当旺经穴，温阳助力。四气较弱时，加强助推扶持之力；四气旺盛时，顺势维持，同时防止变动太过；四气中转时，温健脾胃中土，让中转过渡更顺利；同时顺应天地气血动静法则，春夏多动多补，秋冬多静少补，从而让全身气血更平和顺畅，治病防病。

二、平心静气

尽量选择安静舒适的地方，不管是施灸者还是受灸者，都应先把手边的事情放下来，调和呼吸，排空内心，静静地感受灸火在经穴体表持续温透，体会经气在体内的周流运行，有时身体某一部位会出现痒、麻、温热、跳动，甚至发冷、排气等微妙灸感，这些对调整全身脏腑气血，对增强灸效大有裨益。

三、温补为主，调和为辅

《素问·生气通天论》曰：“阳气者，若天与日，失其所，则折寿而不彰。”阳气为抵御病邪的根本，防治疾病先养阳气，尤其是肾阳气。“针所不为，灸之所宜……阴阳皆虚，火自当之。”（《灵枢·官针》）艾火可直接温补阳气，通补脏腑阴阳。“血气者，喜温而恶寒，寒则泣不能流，温则消而去之。”（《素问·调经论》）在治疗的过程中注重温补为主，调和为辅，维持机体的阴阳平衡。

四、经络脏腑同补

经络是人体运行全身气血、联络脏腑、沟通上下内外的通道；脏腑是人体内部储藏精气津液，出纳转输的器官。经络是气血运行的通道，脏腑是经络气血化生与输布的归宿。经络脏腑同调，相得益彰。因此，“固元灸”选穴，皆顺应时节，通经络、调脏腑，通过经络与脏腑腧穴配伍，共奏固本培元之效。

第二节 二十四节气固元灸治病辨证精要

一、脏腑辨证精要

（一）藏象学说精要

脏腑辨证主要研究藏象学说。藏象学说的主要特点是五脏功能系统观和五脏阴阳时空观，是中医学整体观念的重要内容。内容包括五脏功能系统观和五脏阴阳时空观，脏腑五行汇总表见表7-1。

表7-1 脏腑五行汇总表

自然界							五行	人体							
五音	五味	五色	五化	五气	五方	五季		五脏	五腑	五官	五体	五华	五志	五液	五声
角	酸	青	生	风	东	春	木	肝	胆	目	筋	爪	怒	泪	呼
徵	苦	赤	长	暑	南	夏	火	心	小肠	舌	脉	面	喜	汗	笑
宫	甘	黄	化	湿	中	长夏	土	脾	胃	口	肉	唇	思	涎	歌
商	辛	白	收	燥	西	秋	金	肺	大肠	鼻	皮	毛	悲	涕	哭
羽	咸	黑	藏	寒	北	冬	水	肾	膀胱	耳	骨	发	恐	唾	呻

1. 五脏功能系统观

五脏功能系统观，是以五脏代表五个生理功能系统，如心系统（心-小肠－脉－舌－面－汗）、肺系统（肺－大肠－皮－鼻－毛－涕）、脾系统（脾－胃－肉－口 唇－涎）、肝系统（肝－胆－筋－目－爪－泪）、肾系统（肾－膀胱－骨－耳－发－唾）。五脏生理功能系统的脏腑、形体、官窍之间通过经络相互沟通联络，功能上相互配合，病理上相互影响。同时，五脏功能系统并非彼此孤立，而是密切联系，既相互促进又相互制约，以维持整体功能的协调平衡。更为重要的是，五脏所藏的精气血津液是意识、思维、情志等神志活动的物质基础，故五脏对人的意识、思维、情志等神志活动具有整体调节作用，即“五神脏”。例如，《素问·宣明五气》将人的意识、思维活动分属五脏，而有“心藏神，肺藏魄，肝藏魂，脾藏意，肾藏志”之说。情志活动也分别由五脏所司，如《素问·阴阳应象大论》所谓“心在志为喜”“肝在志为怒”“脾在志为思”“肺在志为忧”“肾在志为恐”。五脏功能系统以五脏为代表，既是藏精之“形脏”，又是藏神之“神脏”。“形”与“神”是生命的两大构成部分。两者相互依存、相互影响，不可分离。这种形（身）神（心）相关的生命观，是五脏功能系统观的重要体现。

2. 五脏阴阳时空观

五脏阴阳时空观，是以五行学说关于事物普遍联系的观点为指导，将自然界的时间（五时）、空间（五方）及其相关的五气、五化、五色、五味等与五脏生理功能系统联系在一起，形成人与自然相参、相应的“天地人一体”系统。《素问·宝命全形论》说：“人以天地之气生，四时之法成。”人与自然万物同源共生，遵循着共同的阴阳消长规律，在不同季节时令、不同地理环境密切联系、相互影响。因此，藏象学说应用五行理论将自然界的五时、五方、五气、五化、五色、五味等与人体五脏生理功能系统相连系，构建天人相应的宏观整体调控模式。《素问·金匮真言论》说：“五脏应四时，各有收受乎？”五脏的阴阳属性及气机升降浮沉与四时（或五时）之气的阴阳消长相互通应，如肝应春天生发之气，为阴中之少阳；心应夏季火热之气，为阳中之太阳；脾应长夏生化之气，为至阴之类；肺应秋季收敛之气，为阳中之少阴；肾应冬季闭藏之气，为阴中之太阴。据此提出顺应四时之气以养五脏等养生原则。五脏之气在不同季节可呈现盛衰变化，如春季多见眩晕、风疹、中风等肝系疾病，夏季多见胸痹、心痛等心系疾病，长夏多见腹痛、腹泻等脾系疾病，秋季多见咳嗽、喘息等肺系疾病，冬季多见寒痹、骨痛等肾系疾病。故治疗用药应顺应四时，春季应利于肝气疏泄，夏季应利于清心解暑，秋季应利于润燥保肺，冬季宜利于肾精闭藏。藏象学说将东、西、南、北、中五方与五脏相比类，如东方属木，主升发，与肝气相通应等。地域不同，气候、水土、饮食、居处及生活习惯等有异，往往使人体脏腑强弱不同，体质各异，发病倾向也有一定区别。

（二）五脏辨证精要

（1）肝

肝五行属木，色青，味酸，藏魂，开窍于目，在气为风，在志为怒，在病为筋。

肝病的常见症状：急躁易怒、头昏眼花、胁肋胀痛、痉挛抽搐等。

【《黄帝内经》原文摘录】

- “肝藏血，血舍魂，肝气虚则恐，实则怒。”（《灵枢・本神》）
- “风木受邪，肝病生焉。”（《素问・至真要大论》）
- “诸风掉眩，皆属于肝。”（《素问・至真要大论》）
- “肝者，将军之官，谋虑出焉。”（《素问・灵兰秘典论》）
- “东方青色，入通于肝，开窍于目，藏精于肝，其病发惊骇。其味酸，其类草木，其畜鸡，其谷麦，其应四时，上为岁星，是以春气在头也，其音角，其数八，是以知病之在筋也，其臭臊。”（《素问・金匮真言论》）

（2）心

心五行属火，色赤，味苦，藏神，开窍于舌，在气为热，在志为喜，在病为脉。

心病的常见症状：心烦心悸、失眠多梦、喜笑不休、面赤目黄、疮疡热痛痒等。

【《黄帝内经》原文摘录】

- “心藏脉，脉舍神，心气虚则悲，实则笑不休。”（《灵枢・本神》）
- “火热受邪，心病生焉。”（《素问・至真要大论》）
- “诸热瞀瘈，皆属于火。诸痛痒疮，皆属于心。”（《素问・至真要大论》）
- “心者，君主之官也，神明出焉。”（《素问・灵兰秘典论》）
- “南方赤色，入通于心，开窍于耳，藏精于心，故病在五脏。其味苦，其类火，其畜羊，其谷黍，其应四时，上为荧惑星，是以知病之在脉也，其音徵，其数七，其臭焦。”（《素问・金匮真言论》）

（3）脾

脾五行属土，色黄，味甘，藏志，开窍于口，在气为湿，在志为思，在病为肉。

脾病的常见症状：腹胀腹痛、疲倦乏力、食少便溏、体胖肢肿、舌体胖大等。

【《黄帝内经》原文摘录】

• “脾藏营，营舍意，脾气虚则四肢不用，五脏不安，实则腹胀，经溲不利。”（《灵枢 · 本神》）

• “土湿受邪，脾病生焉。”（《素问 · 至真要大论》）

• “诸湿肿满，皆属于脾。（《素问 · 至真要大论》）

• “中央黄色，入通于脾，开窍于口，藏精于脾，故病在舌本。其味甘，其类土，其畜牛，其谷稷，其应四时，上为镇星，是以知病之在肉也，其音宫，其数五，其臭香。”（《素问 · 金匮真言论》）

（4）肺

肺五行属金，色白，味辛，藏魄，开窍于鼻，在气为燥，在志为悲，在病为皮。

肺病的常见症状：咳嗽气短、气虚易感、鼻塞流涕、毛孔粗大、恶风自汗等。

【《黄帝内经》原文摘录】

• “肺藏气，气舍魄，肺气虚则鼻塞不利少气，实则喘喝胸盈仰息。”（《灵枢 · 本神》）

• “肺者，相傅之官，治节出焉。”（《素问 · 灵兰秘典论》）

• “金燥受邪，肺病生焉。”（《素问 · 至真要大论》）

• “诸气膹郁，皆属于肺。”（《素问 · 至真要大论》）

• “西方白色，入通于肺，开窍于鼻，藏精于肺，故病在背。其味辛，其类金，其畜马，其谷稻，其应四时，上为太白星，是以知病之在皮毛也，其音商，其数九，其臭腥。”（《素问 · 金匮真言论》）

（5）肾

肾五行属水，色黑，味咸，藏精，开窍于耳，在气为寒，在志为恐，在病为骨。

肾病的常见症状：腰膝酸软、遗精早泄、耳鸣耳聋、气喘、水肿、小便不利等。

【《黄帝内经》原文摘录】

• “肾藏精，精舍志，肾气虚则厥，实则胀，五脏不安。”（《灵枢 · 本神》）

• “寒水受邪，肾病生焉。”（《素问·至真要大论》）

• “诸寒收引，皆属于肾。”（《素问·至真要大论》）

• “肾者，作强之官，伎巧出焉。”（《素问·灵兰秘典论》）

• “北方黑色，入通于肾，开窍于二阴，藏精于肾，故病在溪，其味咸，其类水，其畜彘，其谷豆，其应四时，上为辰星，是以知病之在骨也，其音羽，其数六，其臭腐。”（《素问·金匮真言论》）

（三）五腑辨证精要

（1）胆

胆五行属木，主决断并能贮存、排泄胆汁。

胆病常见症状：口苦、胆怯、胁肋胀痛、两颞侧头痛等。

【《黄帝内经》原文摘录】

• “胆者，中正之官，决断出焉。”（《素问·灵兰秘典论》）

（2）小肠

小肠五行属火，主受盛化物、泌别清浊。吸收水谷精微，同时将食物残渣送至大肠。

小肠病常见症状：小便涩痛、便溏泄泻、脐腹胀痛等。

【《黄帝内经》原文摘录】

• “小肠者，受盛之官，化物出焉。”（《素问·灵兰秘典论》）

（3）胃

胃五行属土，主受纳腐熟饮食。其气下行，以降为顺。

胃病常见症状：纳差、脘腹胀闷、嗳气呃逆、恶心呕吐等。

【《黄帝内经》原文摘录】

• “脾胃者，仓廪之官，五味出焉。”（《素问·灵兰秘典论》）

（4）大肠

大肠五行属金，主传道变化，传导糟粕自肛门排出体外。

大肠病常见症状：大便秘结或泄泻，腹痛、里急后重等。

【《黄帝内经》原文摘录】

• “大肠者，传道之官，变化出焉。”（《素问·灵兰秘典论》）

（5）膀胱

膀胱五行属水，主贮存水液，气化后排出小便。

膀胱病常见症状：小便频数或淋沥不尽、小腹胀痛等。

【《黄帝内经》原文摘录】

• “膀胱者，州都之官，津液藏焉，气化则能出矣。”（《素问·灵兰秘典论》）

二、经络辨证精要

《黄帝内经》十二经“三才”辨证体系（图7-1），为邓特伟深研《黄帝内经》的“十二经”，深入探索十二经实质内涵，结合多年临证实践，化繁为简，总结而出。其让经络辨证变得更加全面、简明，不仅提高了经络辨证的效率，且能整体把握病证间的相互关联及传变。

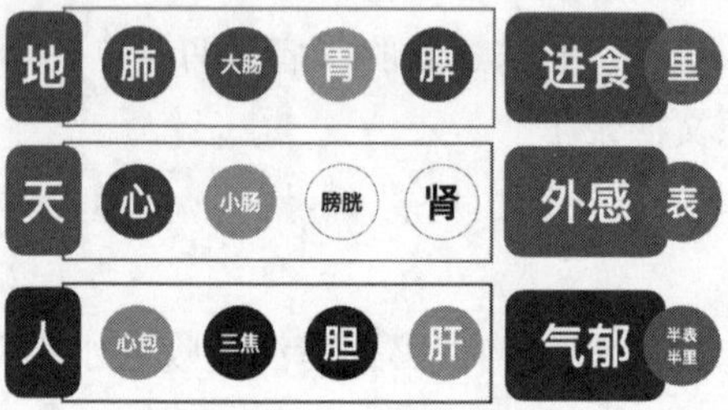

图7-1 十二经“三才”辨证体系

顺应经脉流注次序，依次将十二经分为地、天、人三部，总结如下。

1. 地部

对应经络：肺经、大肠经、胃经、脾经。

病证分类：消化代谢类（与食物相关的内里疾病，如肠胃炎、消化不良等）。

临床症状：（因土运不及，胃肠失调导致）体弱肥胖或消瘦，消化不良或消谷善饥，大便秘结或腹泻，痰湿困重、精神疲倦、腹胀腹痛、“三高”（高血糖、高血脂、高尿酸）等。

2. 天部

对应经络：心经、小肠经、膀胱经、肾经。

病证分类：外感六淫类［与外感六淫（风、寒、暑、湿、燥、火）相关的外感疾患］。

临床症状：（因表虚不固，感受外邪，经脉受阻导致）颈痛、腰痛、膝关节痛、肩痛、肘关节痛等痛证；手足麻木、酸痛、伸屈不利，甚则关节肿胀、变形等痹证；癫狂、痴呆等神志病。

3. 人部

对应经络：心包经、三焦经、胆经、肝经。

病证分类：心烦气郁类（与气机郁滞相关的半表半里疾患）。

临床症状：（因精神压抑，气机郁滞导致）心烦焦虑、抑郁、失眠、头晕头痛、胸闷心慌、耳鸣；内分泌失调，郁结，男科或妇科疾病等。

十二经“三才”辨证体系（表 7-2），能帮助我们全面、简明地把握大多疾患的经络辨证；但人体病证时刻都在相互联系及传变，需深入理解每条经络实质及病候，整体领悟天、地、人三部经络间的微妙关联，方能更精准灵活地掌握经络辨证。

表 7-2　十二经“三才”病症汇总表

三才	病证病位	病机	症状	经络	原穴
地	病证：消化代谢 病位：里证（阳明）	土运不及 胃肠失调	体弱肥胖或消瘦，消化不良或消谷善饥，大便秘结或腹泻，痰湿困重、疲倦、腹胀腹痛、“三高”（高血糖、高血脂、高尿酸）等	肺经	太渊
				大肠经	合谷
				胃经	冲阳
				脾经	太白
天	病证：外感六淫 病位：表证（太阳）	表虚不固 感受外邪	外感风、寒、湿、燥、火证；头痛、颈痛、腰痛、膝关节痛、肩痛、肘关节痛等痛证；手足麻木、酸痛、伸屈不利，甚则关节肿胀、变形等痹证；癫狂、痴呆等神志病	心经	神门
				小肠经	腕骨
				膀胱经	京骨
				肾经	太溪
人	病证：心烦气郁 病位：半表半里证（少阳）	精神压抑 气机郁滞	心烦焦虑、抑郁、失眠、头晕头痛、胸闷心慌、耳鸣；内分泌失调，郁结，男科或妇科疾病等	心包经	大陵
				三焦经	阳池
				胆经	丘墟
				肝经	太冲

第三节　二十四节气固元灸养生操作方法

适用于平日居家养生及增强体质，培护正气，固护生命元气，简便易行，全面高效。

一、“二十四节气”养生固元灸法

依据二十四节气，或自身症候情况，顺时艾灸相应的十二经原穴或背俞穴。

1.“十二经”固元灸法

直接以艾条（可配合艾灸器具），以悬定灸法，顺时温灸相应经络原穴，每穴 10 分钟以上。

2.“脏腑背俞”固元灸法

以艾条（可配合艾灸器具）悬定灸，或直接背部艾箱灸，顺时温灸相应脏腑背俞穴，每次 30 分钟以上。

二、“先天腰部”固元灸法

直接以艾箱温灸腰部（肾俞–命门）区（图 7–2），具体覆盖区域参照前面“培根固元选穴”内容，温火持续灸透，每次 30 分钟以上。

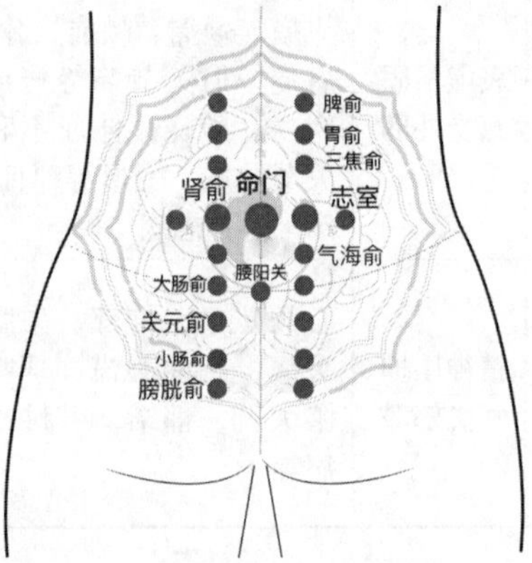

图 7–2 “先天腰部”固元灸法穴区图

脾俞、胃俞、三焦俞、肾俞、气海俞、大肠俞、关元俞、小肠俞、膀胱俞，均为后正中线旁开 1.5 寸，左右各一；志室为后正中线旁开 3 寸，左右各一。图中均仅标了一侧

三、“后天腹部”固元灸法

直接以艾箱温灸腹部（中脘–神阙）区（图 7–3），具体覆盖区域参照前

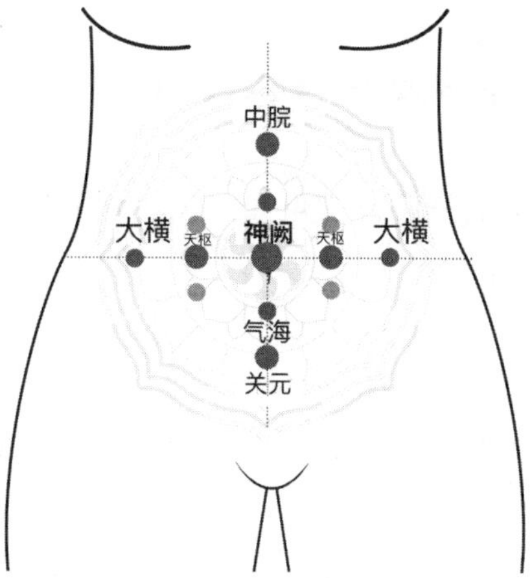

图 7-3 “后天腹部”固元灸法穴区图

面“培根固元选穴”内容，温火持续灸透，每次 30 分钟以上。

先后天为一体，先天、后天关元灸常一起交替施用，培元固本，固护全身元气。特别是一年中地面阳气最旺，夏至后小暑、大暑，这两节气正值一年中气温最高且潮湿闷热的三伏天，持续的培根固元灸有助于全面温通阳气，扶正祛邪。

第四节 二十四节气固元灸治病操作方法

按步骤（图 7-4）配合手法温灸，适用于临床治疗疾病，或对养生有更高要求者。

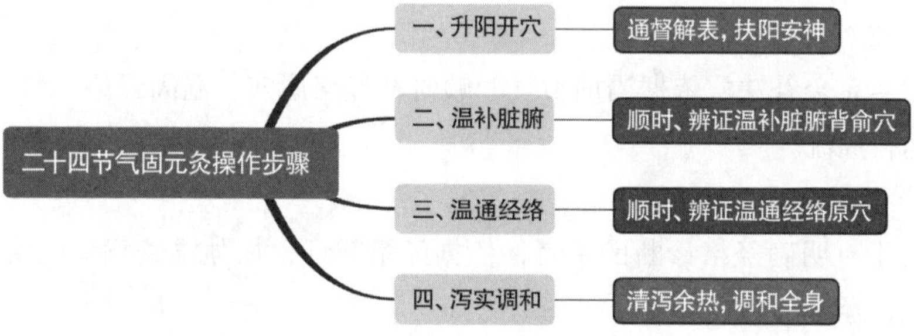

图 7-4 节气灸步骤图

一、升阳开穴：通督解表，扶阳安神

二十四节气固元灸的升阳开穴可以采用手法开穴、灸法开穴两种方法，可根据实际情况，两者选一。

1. 手法开穴

以手法快速自上而下，推揉背部督脉、膀胱经，解表升阳；从枕部颅底正中自内而外分别抓按风府、风池、安眠、翳风，解表安神。

2. 灸法开穴

以行气摆尾灸法，自上而下分截段匀速温灸背部督脉、膀胱经，以皮肤微红透热为度，解表升阳；以悬定灸、回旋灸补法，温灸大椎（上焦虚为主）/命门（下焦虚为主），温阳通络。

二、温补脏腑：顺时、辨证温补脏腑背俞穴

1. 顺时固脏腑元气

以悬定灸、回旋灸补法，依据当前节气，顺时补脏腑背俞穴，温固脏腑元气。

2. 辨证温补脏腑背俞

依据患者自身病情症状，以脏腑辨证，重点温灸相应脏腑背俞穴，全面温补脏腑气血。

三、温通经络：顺时、辨证温通经络原穴

1. 顺时固经络元气

以悬定灸补法，依据当前节气，顺时补经络原穴，温固经络元气，激发经气运行周流。

2. 辨证温通经络原穴

对于有明确经络诊断的患者，依据经络辨证，加强温灸病变经络原穴，全面温通经络气血。

四、泻实调和：清泻余热，调和全身

用充分点燃的艾条，以雀啄灸法泻手十指尖 / 足十趾尖，或手心（劳宫）/ 足心（涌泉），清泻多余实热，调和全身经脉。需注意的是，气血过虚的患者此法不可用。

附 1 固元灸手法训练[1]

1. 悬定灸法

医者聚精凝神，以充分点燃的艾条对准应灸穴位中心点，固定位置不变，距离皮肤 3～5 cm，每 80 拍（1 分钟）为一组，每次重复三组。此法多为补法，多用于原穴、特定点。

2. 回旋灸法

医者调息凝神，以充分点燃的艾条对准应灸穴位中心点，距离皮肤 3～5 cm，做固定的顺时针旋转，每 4 拍回旋 1 圈，每 3 圈为一组，每次重复九组。此法多用于局部区域补法，以及引导经气扩散。

3. 雀啄灸法

医者屏息凝神，刮除艾灰露出艾条火焰，对准患部或腧穴并靠近，距离皮肤 0.5～1 cm，持续稳住 6 拍，患者瞬间感觉火热难忍，迅速拉开 2 拍，靠近拉开为一组（共 8 拍），每次重复六组。此法适用于最后泻实存正，调和经脉。邪气壅盛者多用，气血亏虚者少用。

4. 行气摆尾灸法

充分点燃的艾条对准某条经络，距离皮肤 3～5 cm，来回温通经络，即手持艾条来回 8 个来回，1 个来回时间是 1 秒左右。8 个来回为一组，每次重复三组。此法多用于温阳开穴，温经通络。

1 训练时配合节拍器，速度为每分钟 80 拍。

第五节 二十四节气固元灸适应证、禁忌证及注意事项

宋代窦材的《扁鹊心书》曰：“夫人之真元乃一身之主宰，真气壮则人强，真气弱则人病，真气脱则人亡，保命之法，艾灼第一……”在实施固元灸治疗前要根据固元灸适应证和禁忌证做好被施灸者的评估，注意安全。

一、固元灸的适应证

1. 慢性久病，元阳虚衰疾患

固元灸，可从根本上固护身体元阳，对慢性久病、元阳虚衰疾患有特效，如形寒肢冷，神疲乏力，阳虚怕冷，少气懒言，虚人外感，气血虚衰，疮疡瘰疬久不收口等。

2. 风寒湿症，里证阴证

《本草纲目》曰：“艾以叶入药，性温、味苦、无毒、纯阳之性、通十二经，具回阳、理气血、逐湿寒、止血安胎等功效……”艾火纯阳，可祛湿除寒、温通温补全身气血，广泛适用于各种风、寒、湿邪为患的疾病，以及各类里证、阴证。

二、固元灸的禁忌证

1. 禁忌病症

传染病、高热、昏迷、抽搐期间、各器官和系统极度衰竭，形瘦骨立，呈恶病质之垂危状态不宜施灸。

外感温病、阴虚内热、火盛津伤者，非专业经验丰富的医师不宜施灸。

2. 禁忌部位

大动脉处、心脏部位、静脉血管；肌腱潜行部位、会阴部、睾丸、皮肤破损处；妊娠妇女的腰骶部、下腹部及乳头。

3. 禁忌人群

过饥、过饱、过劳、大汗、大渴、大恐、大惊、醉酒者；身体极度衰竭，

无自制能力者。

三、固元灸的注意事项

1. 灸前

放松心情，剧烈运动后勿灸；餐后 1 小时方可艾灸。

2. 灸时

艾灸时不可过饱、过饥；调和情绪，不宜大喜、大悲、大怒；宜适当多喝水，有助于排湿排浊。

阴、里、虚、寒证多灸；阳、表、实、热证少灸。春夏多灸、秋冬少灸；急症、体弱多病者，艾炷不宜过大。

3. 灸后

适当喝淡盐水，可引艾火入肾，促进运化吸收。注意保暖避风；不宜立刻洗澡、接触冷水；清淡饮食，忌辛辣、肥甘厚腻之品。

若灸后出现乏力、疲惫，属于正常现象；此时注意休息，闭目养神，有助于脏腑气血调和，阴平阳秘，精神乃至。

捌

二十四节气固元灸案例举隅

固元培根，顺时存摄；
天地人合，精气神和。

第一节 外感

一、病史简述

李某，女，49 岁，文员，未婚。因“受凉后恶寒咳嗽 3 天”，于 2020 年 2 月 22 日（寅月雨水）初诊。

诉 3 天前淋雨受寒后未处理，又吹空调后出现恶寒咳嗽，伴头痛，遂来院就诊。入院症见：神清，疲倦乏力，头痛，恶寒，无发热，咳嗽无痰，鼻塞声重，纳可，寐欠佳，大便稀烂，一日多次，小便可；舌淡红，苔薄白，脉浮紧。

体温（T）37.1 ℃，脉搏（P）74 次 / 分，呼吸（R）18 次 / 分，血压（BP）116/63 mmHg[1]。身高 162 cm，体重 50 kg。既往体健，无其他内科疾病史。否认家族遗传病史；否认药物、食物过敏史。

中医诊断：外感（风寒袭表）。

西医诊断：感冒。

【四诊摘要】

望诊	疲倦乏力；发育正常，形体如常；背部大椎、肺俞区毛孔增大；舌淡红，苔薄白。
闻诊	语言流利，呼吸如常，咳嗽，鼻塞声重，未闻及呃逆、哮鸣、呻吟等；未闻及特殊气味。
问诊	恶寒，咳嗽，头痛，鼻塞，纳可，寐欠佳，大便稀烂，一日多次，小便可。
切诊	脉浮紧。

二、辨证论治

1. 顺时固元

（1）寅月发病：患者发病时令为雨水，正处寅月，手太阴肺经当旺，顺

1　1 mmHg=0.133 kPa。

时选取其原穴（太渊）。

（2）地支寅藏天干甲：对应胆腑，顺时取其背俞穴（胆俞）。

2. 脏腑辨证

（1）肺开窍于鼻

患者中年女性，淋雨受寒后感受寒邪，风邪犯肺，肺失宣降，肺气不利，故见恶寒、咳嗽。鼻为肺之外窍，寒邪久客于鼻窍，故鼻塞声重。脉浮紧为寒邪外束所致。背部大椎、肺俞区毛孔增大为肺气虚，腠理不固导致。

（2）大肠主传化糟粕

肺与大肠相表里，肺气虚弱，伤及大肠，故见大便稀烂。

（3）心藏神

感冒伴随的不适症状导致患者心神受扰而致寐欠佳。

3. 经络辨证

外感病位在表，属天部（心经、小肠经、膀胱经、肾经）。

（1）膀胱经主一身之表

《灵枢·经脉》曰："膀胱足太阳之脉……是动则病，冲头痛，目似脱，项如拔，脊痛……"患者受寒后头痛、恶寒，与膀胱经问题密切相关。

（2）肺经主肺所病者

《灵枢·经脉》曰："肺手太阴之脉……是主肺所生病者，咳，上气，喘渴，烦心，胸满……"患者咳嗽、鼻塞声重与肺经问题密切相关。

三、选穴总结

温补脏腑选穴：胆俞（顺时[1]）、肺俞、大肠俞、心俞

温通经络选穴：太渊（顺时，肺经原穴）、京骨（膀胱经原穴）

四、治疗操作

以持续温和的"少火"，慢慢温透，温濡经脉，温补正气，固护元气，祛风解表。

1 顺时：指根据二十四节气的时节特点，对应经络特点治疗疾病，是二十四节气固元灸的核心思想。以下同。

1. 升阳开穴

灸法开穴，即以行气摆尾灸法，自上而下分节段匀速温灸背部督脉、膀胱经，以皮肤微红透热为度，解表通阳；以悬定灸、回旋灸补法，温灸大椎，温通阳气。

2. 温补脏腑

以持续温和的“少火”，温濡脏腑气血。

顺时固脏腑元气，即根据发病时令雨水节气，重点温灸背俞穴（胆俞）。

根据脏腑辨证，温通重点经穴：肺俞、大肠俞、心俞。

3. 温通经络

顺时固经络元气，即根据发病雨水节气，选取肺经原穴（太渊），悬定灸补法。

根据经络辨证，温通膀胱经原穴（京骨），悬定灸补法。

4. 泻实调和

最后以雀啄灸法泻掌心劳宫，泻出余热，调和畅顺周身经络气血。

五、效果观察

患者第一次治疗后自诉感觉全身轻松，少许头痛，咳嗽、鼻塞缓解，枕后头痛感减轻。继续治疗 2 次后，精神可，无头痛、咳嗽、鼻塞，胃纳可，解成形大便，每日 1 次，色黄，无臭味。

六、应用心得

感冒一般是因患者的正气不足，邪气才有机会乘虚而入。本案例患者因淋雨受寒后未处理，又吹空调，使风寒袭表，导致感冒。中医治疗感冒的理念在于“扶正祛邪、顺势而为”。“扶正祛邪”指的是要做到时时固护正气，体弱者扶正以祛邪，体质尚可者祛邪不伤正。在治疗感冒的时候强调不能滥用清热解毒药物去压制症状，也不能滥用抗生素“抗炎”，以防损伤脾胃，得不偿失。

第二节 鼻炎

一、病史简述

王某，男，35 岁，银行职员，已婚，因“反复鼻塞流涕 3 年余，加重伴头痛 1 周”，于 2020 年 2 月 14 日（寅月立春）初诊。

患者形体偏胖，易神疲乏力，自幼脾胃欠佳，纳差；近 3 年来，天气变化出现鼻塞、不通气、鼻子发痒、打喷嚏等症状，曾到某中医诊所就诊，服中药后症状有所减轻。1 周前，因闻刺激性气味后，上述症状加重，遂来院就诊。入院症见：神清，疲倦乏力，少气懒言，纳差，鼻塞，流涕，头痛，大便质干难解，3～4 天一行，小便可，舌淡红，苔白腻，脉沉。

T 36.1 ℃，P 76 次 / 分，R 18 次 / 分，BP 126/83 mmHg，身高 174 cm，体重 63 kg。既往体健，无其他内科疾病史，否认家族遗传病史；否认药物、食物过敏史。

中医诊断：鼻渊（肺脾气虚）。

西医诊断：慢性单纯性鼻炎。

【四诊摘要】

望诊	疲倦乏力；发育正常，形体偏胖；背部大椎、肺俞区毛孔增大；舌淡红，苔白腻。
闻诊	声音低微，少气懒言；未闻及特殊气味。
问诊	鼻塞，流涕，头痛，纳差，寐可，大便质干难解，3～4 天一行，小便可。
切诊	脉沉。

二、辨证论治

1. 顺时固元

（1）寅月发病

患者发病时令为立春，正处寅月，对应手太阴肺经，顺时选取肺经原穴（太渊）。

（2）地支寅藏天干甲

对应胆腑，顺时取胆背俞穴（胆俞）。

2. 脏腑辨证

（1）肺开窍于鼻

患者常年鼻塞、流涕，为肺病的常见症状；寒邪久客于鼻窍，故鼻塞；脉沉为寒邪入里，肺脾气虚所致。声音低微、少气懒言，为肺气虚表现。背部大椎、肺俞区毛孔增大为肺气不足，腠理不固导致。

（2）大肠主传导糟粕

大便质干难解，为大肠病常见症状。

（3）脾气主湿，主运化

脾虚湿困，体内痰湿壅盛，故见神疲乏力，形体偏胖，苔白腻。脾胃运化欠佳，故纳差。

3. 经络辨证

素体脾胃欠佳，属地部（肺经、大肠经、胃经、脾经）。

（1）大肠经止于鼻

“大肠手阳明之脉……交人中，左之右，右之左，上挟鼻孔……是主津所生病者，目黄，口干，鼽衄，喉痹……”（《灵枢·经脉》）

（2）胃经起于鼻

“胃足阳明之脉，起于鼻之交頞中，旁纳太阳之脉，下循鼻外，入上齿中……是主血所生病者，狂疟，温淫汗出，鼽衄，口㖞唇胗……”（《灵枢·经脉》）

三、选穴总结

1. 温补脏腑选穴

胆俞（顺时）、肺俞、大肠俞、脾俞。

2. 温通经络选穴

太渊（顺时，肺经原穴）、合谷（大肠经原穴）、冲阳（胃经原穴）

四、治疗操作

以持续温和的“少火”，慢慢温透，温濡经脉，温补正气，固护元气，祛

风解表。

1. 升阳开穴

灸法开穴，即以行气摆尾灸法，自上而下分节段匀速温灸背部督脉、膀胱经，以皮肤微红透热为度，解表通阳；以悬定灸、回旋灸补法，温灸大椎，温通阳气。

2. 温补脏腑

以持续温和的“少火”，温濡脏腑气血。

顺时固脏腑元气，即根据发病时令雨水节气，重点温灸背俞穴（胆俞）。

根据脏腑辨证，温通重点经穴：肺俞、大肠俞、脾俞。

3. 温通经络

顺时固经络元气，即根据发病立春节气，选取肺经原穴（太渊），悬定灸补法。

根据经络辨证，温通大肠经原穴（合谷）、胃经原穴（冲阳），悬定灸补法。

4. 泻实调和

最后以雀啄灸法泻掌心劳宫，泻出余热，调和畅顺周身经络气血（气血过虚的患者禁用）。

五、效果观察

患者第一次治疗后自诉感觉整体轻松，头痛减轻，鼻塞、流涕改善。继续治疗 2 次后，已无头痛发作，解软大便，每日 2 次，褐色，味稍臭，无鼻塞，偶有流涕。巩固治疗 1 次后，患者无鼻塞、流涕、头痛，纳可，寐可，大便正常。

六、应用心得

本案例患者素体正气不足、肺脾虚弱；3 年来会因天气变化出现鼻塞、不通气、鼻子发痒、打喷嚏等症状；当感受风寒或异物刺激致肺气失宣，客邪上犯清窍，导致鼻塞、流涕。鼻炎鼻塞流涕是外在表现，内在脾胃虚弱，正气不足才是本源。欲根治鼻炎，调养好脾胃是根本，“培土生金”，肺气方可稳固充沛。

鼻炎在脏腑辨证里，归属于肺，“肺开窍于鼻”。但在经络辨证里，若感受外邪突然鼻炎发作的症状，病位在表，归属天部（心经、小肠经、膀胱经、肾经）；若从鼻所在的部位，以及“鼻炎之本源”出发，归属地部（肺经、大肠经、胃经、脾经）。大肠经止于鼻，胃经起于鼻，鼻炎的本源在于胃肠问题。

经络、脏腑两套辨证体系，临证时相互配合，相得益彰，整体了解疾患病因病机，全面防治，具体参照本章相关内容，更深入理解探索经络脏腑辨证。

第三节 颈肩痛

一、病史简述

李某，女，30岁，程序员。平素长久空调房电脑劳作。因“右侧颈肩疼痛3月”，于2020年3月20日（卯月春分）初诊。

1年前曾摔伤右侧肩胛，活动受限。自幼膝盖怕冷，平素多汗，活动后尤甚。诉3个月前开始出现右侧肩颈部疼痛，严重时似针扎般，后逐渐出现右侧上肢酸软不适，范围扩大至后颈、左侧肩胛部；畏风，受风则疼痛，对天气变化敏感。入院症见：神清，畏风畏寒，肢凉，颈肩疼痛，右侧肩膀抬举不利，稍有痛苦表情，右肩胛部肌肉紧张。纳可，寐差，大便质可，2天一行，小便调；舌暗淡，苔白腻，脉浮弦细。

T 36.3 ℃，P 78次/分，R 20次/分，BP 122/63 mmHg，身高164 cm，体重60 kg。既往体健，否认其他内科疾病史，否认家族遗传病史，否认药物、食物过敏史。

中医诊断：项痹（风寒湿痹）。

西医诊断：颈型颈椎病。

【四诊摘要】

望诊	神清，稍有痛苦表情，发育正常，形体中等；右侧肩膀抬举不利；舌暗淡，苔白腻。
闻诊	言语流利，声音低微，少气懒言，呼吸正常；未闻及特殊气味。

（续表）

问诊	自幼膝盖怕冷，平素多汗；畏风畏寒，肢凉；颈肩疼痛，右侧上肢酸软不适；纳可，寐差，大便质可，2 天一行，小便调。
切诊	右肩胛部肌肉紧张；脉浮弦细。

二、辨证论治

1. 顺时固元

（1）卯月发病

患者发病时令为春分，春分对应十二地支卯，手阳明大肠经当旺，顺时选取其原穴（合谷）。

（2）地支卯藏天干乙

对应肝脏，顺时取肝背俞穴（肝俞）。

2. 脏腑辨证

（1）肺在病为表皮

平素多汗、膝盖怕冷、畏风畏寒，受风则疼痛、声音低微，少气懒言为肺气虚、卫表不固的表现。脉浮为邪气在表之象。

（2）脾在气为湿

上肢酸软不适、苔白腻为脾虚湿困之征。患者 1 年前曾摔伤右侧肩胛，脉弦细为患者脾运化无力，气血生成不足，无法充分濡养肌肉筋脉所致。

3. 经络辨证

外感病位在表，属天部（心经、小肠经、膀胱经、肾经）。

（1）小肠经绕行肩胛，主肩背痛

“小肠手太阳之脉……出肩解，绕肩胛，交肩上……不可以顾，肩似拔，臑似折。”（《灵枢・经脉》）患者肩背痛、肩胛痛与小肠经密切相关。

（2）膀胱经循行肩背，主一身之表

“膀胱足太阳之脉……还出别下项，循肩髆内，挟脊抵腰中……是动则病，冲头痛，目似脱，项如拔，脊痛……”（《灵枢・经脉》）

三、选穴总结

1. 温补脏腑选穴

肝俞（顺时）、肺俞、脾俞

2. 温通经络选穴

合谷（顺时，大肠经原穴）、腕骨（小肠经原穴）、京骨（膀胱经原穴）

四、治疗操作

以持续温和的“少火”，慢慢温透，温濡经脉，温补正气，固护元气，祛风解表。

1. 升阳开穴

手法开穴，即以手法快速自上而下，推揉背部督脉、膀胱经，解表升阳；从枕部颅底正中自内而外分别抓按风府、风池、安眠、翳风，解表安神。

2. 温补脏腑

以持续温和的“少火”，温濡脏腑气血。

顺时固脏腑元气，即根据发病时令春分节气，重点温灸背俞穴（肝俞）。

根据脏腑辨证，温通重点经穴：肺俞、脾俞。

3. 温通经络

顺时固经络元气，即根据发病春分节气，选取大肠经原穴（合谷），悬定灸补法。

根据经络辨证，温通小肠经原穴（腕骨）、膀胱经原穴（京骨），悬定灸补法。

4. 泻实调和

使用灸具或艾条，以雀啄灸法泻掌心劳宫，泻出余热，调和畅顺周身经络气血。

五、效果观察

患者第一次治疗后自诉感觉全身轻松，畏风畏寒减轻，颈肩疼痛改善，右侧肩膀可自行抬举，无痛苦表情。继续治疗 2 次后，精神可，无畏风畏寒，无颈肩疼痛，右侧肩膀可自行抬举，无痛苦表情，肤温可，睡眠改善，胃纳可，二便调。

六、应用心得

本案例患者自幼膝盖凉，畏风，素体阳虚、肾气不足；1 年前外伤筋骨、跌仆闪挫，而致筋脉受损，气滞血瘀；且患者久于空调房工作，与外界自然之气交感缺乏，加重气虚、阳虚，故遇风寒病发、症状加剧。

该患者颈肩痛在脏腑辨证里，归属于肾；但在经络辨证里，颈肩腰腿痛与“天部”经络密切相关，颈肩腰腿痛与天气变化密切相关，往往遇风寒湿而发作，病位在表，归属天部太阳经（手太阳小肠经、足太阳膀胱经），小肠经是与颈肩痛最密切相关的经络。

经络、脏腑是两套辨证体系，深入掌握，可更深刻准确把握病因病机，可参照“第七章第二节”。

第四节 腰腿痛

一、病史简述

王某，男，42 岁，工人，因“腰部及右下肢疼痛，活动不利 2 天”，于 2020 年 11 月 22 日（亥月小雪）初诊。

患者自诉因雨天需要搬运货物至仓库，抬重物时突然出现腰痛（偏右侧），右下肢放射，难以俯仰，行走困难，经休息未见好转，平时纳寐可，受伤后纳寐差。入院症见：神清，精神可，痛苦表情，脊柱向左侧弯，腰右侧肌张力高，右侧腰痛，右下肢放射痛，难以俯仰，行走困难，右大腿腘窝瘀结肿胀，纳寐差，大便干结难解，小便调；舌暗红，苔白腻，脉弦细。

查体：脊柱向左弯，按压时有右下肢放射痛，腰右侧张力高，右下肢直腿抬高及加强试验（+）。T 36.5 ℃，P 68 次 / 分，R 20 次 / 分，BP 136/83 mmHg，身高 174 cm，体重 70 kg。既往体健，否认其他内科疾病史，否认家族遗传病史。否认药物、食物过敏史。

中医诊断：痹症（风寒湿痹）。

西医诊断：急性腰扭伤。

【四诊摘要】

望诊	神清，精神可，痛苦表情，发育正常，形体中等；被动体位，查体合作，脊柱向左侧弯，腰右侧肌张力高；舌暗红，苔白腻。

（续表）

闻诊	言语流利，呼吸正常；未闻及特殊气味。
问诊	腰痛（偏右侧），右下肢放射痛，难以俯仰，行走困难，纳寐差，大便干结难解，小便调。
切诊	右腰背肌肉紧张，右大腿腘窝瘀结肿胀；脉弦细。

二、辨证论治

1. 顺时固元

（1）亥月发病

患者发病时令为小雪，小雪对应十二地支亥，手少阳三焦经当旺，顺时选取其原穴（阳池）。

（2）地支亥藏天干壬

对应膀胱，顺时取其背俞穴（膀胱俞）。

2. 脏腑辨证

（1）肾在病为骨

患者右腰痛伴右下肢放射痛，难以俯仰，属骨病。腰为肾之府，“腰者，肾之府，转摇不能，肾将惫矣。”（《素问·脉要精微论》）

（2）脾在气为湿

患者雨天劳作，风湿之邪入内，损伤脾胃，故见纳差，苔白腻为脾虚湿困之征。

3. 经络辨证

雨天劳作，突然发病，病位在表，属天部（心经、小肠经、膀胱经、肾经）

（1）膀胱经循行腰腿，主腰腿痛

“膀胱足太阳之脉……循肩髆内，挟脊抵腰中，入循膂，络肾，属膀胱。其支者，从腰中，下挟脊，贯臀，入腘中……是动则病……脊痛，腰似折，髀不可以曲，腘如结，腨如裂……”（《灵枢·经脉》）腰背肌肉紧张，大腿腘窝瘀结肿胀为膀胱经瘀堵之征。

（2）肾经贯脊属肾

“肾足少阴之脉……出腘内廉，上股内后廉，贯脊属肾，络膀胱……是主肾所生病者……嗌干及痛，烦心，心痛……”（《灵枢·经脉》）患者腰腿痛、寐差、大便难排，皆与肾经问题相关。

三、选穴总结

1. 温补脏腑选穴

膀胱俞（顺时）、肾俞、脾俞

2. 温通经络选穴

阳池（顺时，三焦经原穴）、京骨（膀胱经原穴）、太溪（肾经原穴）

四、治疗操作

以持续温和的“少火”，慢慢温透，温濡经脉，温补正气，固护元气，祛风解表。

1. 升阳开穴

手法开穴，即以手法快速自上而下，推揉背部督脉、膀胱经，解表升阳；从枕部颅底正中自内而外分别抓按风府、风池、安眠、翳风，解表安神。

2. 温补脏腑

以持续温和的“少火”，温濡脏腑气血。

顺时固脏腑元气，即根据发病时令小雪节气，重点温灸背俞穴（膀胱俞）。

根据脏腑辨证，温通重点经穴：肾俞、脾俞。

3. 温通经络

顺时固经络元气，即根据发病小雪节气，选取三焦经原穴（阳池），悬定灸补法。

根据经络辨证，温通膀胱经原穴（京骨）、肾经原穴（太溪），悬定灸补法。

4. 泻实调和

最后以雀啄灸法泻足心涌泉，清泻余热，调和全身经脉。

五、效果观察

治疗第一次后，患者自诉腰背部疼痛稍有缓解。继续治疗 2 次后，患者自诉腰背部及下肢放射痛较前明显缓解，可佩戴腰围下地活动，脊柱侧弯好转，夜寐较前好转。巩固治疗2次后，患者自诉腰背部及下肢放射痛基本消失，活动自如，纳寐可，大便调。

六、应用心得

患者因雨天搬运重物，筋脉受阻，导致腰背痛。“风寒湿三气杂至，合而为痹也。”（《素问·痹论》）不通则痛。

“腰为肾之府”“肾主骨”，腰腿痛在脏腑辨证里，归属于肾；但在经络辨证里，突然颈肩腰腿痛，病位在表，且与天气变化密切相关，归属天部（心经、小肠经、膀胱经、肾经）经络，整个头颈肩腰腿都是膀胱经所贯穿，腰腿痛与膀胱经联系最密切。经络、脏腑是两套辨证体系，深入掌握，可更深刻准确把握病因病机，可参照“第七章第二节”。

第五节 泄泻

一、病史简述

单某，女，53岁，已婚，农民，因“反复腹痛腹泻1年余，加重伴乏力、纳差1周”，于2021年3月6日（卯月惊蛰）初诊。

近1年来，受寒或饮食不慎即出现腹痛、腹泻，日行4～6次，曾于某医院就诊，服用中药后症状有所缓解。1周前因天气变化进食生冷之物后，上述症状加重，遂来院就诊。入院症见：神志清楚，精神疲倦，体型偏瘦，腹部欠软，局部压痛，恶寒，腹痛肠鸣，肢体乏力，纳差，寐一般，大便稀溏，日行4～6次，小便调；舌淡胖，苔白腻，脉浮。

T 36.1 ℃，P 94次/分，R 18次/分，BP 101/69 mmHg。既往胆囊结石，无其他内科疾病史，否认家族遗传病史。否认药物、食物过敏史。

中医诊断：泄泻（脾虚湿困）。

西医诊断：慢性肠炎。

【四诊摘要】

望诊	神志清楚，精神疲倦，体型偏瘦；舌淡胖，苔白腻。
闻诊	语言清晰，呼吸正常，对答切题如流；未闻及特殊气味。
问诊	恶寒，腹痛肠鸣，肢体乏力，纳差，寐一般；大便稀溏，日行4～6次，小便调。
切诊	腹部欠软，局部压痛；脉浮。

二、辨证论治

1. 顺时固元

（1）卯月发病

患者发病时令为惊蛰，正处卯月，手阳明大肠经当旺，顺时选取其原穴（合谷）。

（2）地支卯藏天干乙

对应肝脏，顺时取其背俞穴（肝俞）。

2. 脏腑辨证

（1）脾气主湿

患者因饮食不慎即复发，病位在脾；脾气虚弱，湿浊运化不利，体内痰湿壅盛，故见神疲乏力，苔白腻。

（2）脾主运化

患者脾运化功能失司，故纳差，水谷直下大肠，而致大便稀溏；脾阳闭塞而浊饮不降，在下则为泄泻。

3. 经络辨证

消化代谢问题病位在里，属地部（肺经、大肠经、胃经、脾经）。

（1）胃经，是阳气生发的关键经络

“胃足阳明之脉……下膈，属胃，络脾……是动则病，洒洒振寒，善呻数欠，颜黑……气不足，则身以前皆寒栗，胃中寒则胀满。”（《灵枢·经脉》）患者精神疲倦、腹痛、恶寒、纳差、苔白腻，皆与胃经问题密切相关。

（2）脾经主消化运化

“脾足太阴之脉……入腹，属脾，络胃……是动则病，舌本强，食则呕，胃脘痛，腹胀善噫……是主脾所生病者……溏瘕泄，水闭，黄疸……”（《灵枢·经脉》）患者腹泻、纳差、腹部欠软、舌淡胖，皆与脾经问题密切相关。

三、选穴总结

1. 温补脏腑选穴

肝俞（顺时）、脾俞

2. 温通经络选穴

合谷（顺时，大肠经原穴）、冲阳（胃经原穴）、太白（脾经原穴）

四、治疗操作

以持续温和的“少火”，慢慢温透，温濡经脉，温补正气，固护元气，祛风解表。

1. 升阳开穴

灸法开穴，即以行气摆尾灸法，自上而下分节段匀速温灸背部督脉、膀胱经，以皮肤微红透热为度，解表通阳；以悬定灸、回旋灸补法，温灸大椎，温通阳气。

2. 温补脏腑

以持续温和的“少火”，温濡脏腑气血。

顺时固脏腑元气，即根据发病时令惊蛰节气，重点温灸背俞穴（肝俞）。

根据脏腑辨证，温通重点经穴：脾俞。

3. 温通经络

顺时固经络元气，即根据发病惊蛰节气，选取大肠经原穴（合谷），悬定灸补法。

根据经络辨证，温通胃经原穴（冲阳）、脾经原穴（太白），悬定灸补法。

4. 泻实调和

最后以雀啄灸法泻足心涌泉，清泻余热，调和全身经脉。

五、效果观察

第一次治疗后，患者自我感觉腹部温热舒适。继续 2 次治疗后，患者已无腹痛，疲倦感消失，大便成形，日行 1～2 次。继续治疗 1 次，巩固疗效。

六、应用心得

患者年老，素体脾胃虚弱，不能受纳水谷精微，聚水成湿，积谷为滞，清浊不分，混杂而下，遂成泄泻；外加受寒或饮食不慎即可诱发或加重。

自然条件下的腹泻也是身体的一种正常排病反应，治疗时应避免盲目使用止泻药，使糟粕残渣不能及时排出而加重病情。需谨慎调补脾胃之气，“有一分胃气便有一分生机”，只要脾胃功能佳，一切预后都趋向良好。

腹痛腹泻与饮食相关，病位在脾、胃，在经络辨证中归属地部（肺经、大肠经、胃经、脾经），是人体生命能量重要来源，是身体强健的根本。更深入精要地探索经络脏腑辨证，可参照“第七章第二节”。

第六节 慢性肾衰

一、病史简述

杨某，男，62 岁，退休人员，已婚，因“纳差、恶心欲吐 1 月余，加重 3 天”，于 2020 年 9 月 9 日（酉月白露）初诊。

患者 1 月余前出现胃纳差、恶心欲吐，体重下降约 2 kg，遂于门诊就诊，对症治疗后，症状较前改善。3 天前患者出现头晕乏力，胃纳差，恶心呕吐，急诊予对症治疗后症状未见明显缓解。入院症见：神清，精神疲倦，头晕乏力，呃逆，恶心呕吐，面色少华，形体偏瘦，颜面部肌肉松弛，眼袋大，腹部欠软、冰冷，双下肢凹陷性水肿，声音低沉，少气懒言，可闻及少许氨臭味。纳差，寐差，夜尿 3 次，大便干结，每日一行；舌淡暗胖大，苔白腻，脉沉滑。

T 37 ℃，P 98 次，R 22 次 / 分，BP 169/98 mmHg，身高 160 cm，体重 51 kg。既往史：2020 年 9 月前发现肌酐升高，糖尿病病史 5 年余，高血压病史 1 年余。否认药物、食物及其他过敏史。

中医诊断：①慢性肾衰（脾肾气虚）；②纳呆（脾胃虚寒）。

西医诊断：慢性肾脏病。

【四诊摘要】

望诊	精神疲倦，面色少华，形体偏瘦，主动体位，查体合作，颜面部肌肉松弛，眼袋大，双下肢轻度水肿；舌淡暗胖大，苔白腻。
闻诊	声音低沉、少气懒言；可闻及少许氨臭味。
问诊	头晕乏力，呃逆，恶心呕吐，纳差，寐差，夜尿3次，大便干结，每日一行。
切诊	腹部欠软、冰冷；双下肢肿硬，按压凹陷，回弹缓慢；脉沉滑。

二、辨证论治

1. 顺时固元

（1）酉月发病

患者发病时令为白露，正处酉月，对应足少阴肾经，顺时选取肾经原穴（太溪）。

（2）地支酉藏天干辛

对应肺脏，顺时取肺背俞穴（肺俞）。

2. 脏腑辨证

（1）脾主运化

患者年岁已高，脏腑功能衰退，脾胃虚寒、脾虚运化失司，胃气上逆，故见纳差、呕吐，精神疲倦、舌淡暗胖大、舌苔白腻、脉滑为脾虚湿困所致。脾主肌肉功能失司，故见形体消瘦。

（2）肾五行属水

患者肾气不足，水液代谢失调，或见双下肢凹陷性水肿，眼袋大，夜尿频。

3. 经络辨证

慢性肾衰所致纳差呕吐病位在里，属地部（肺经、大肠经、胃经、脾经）。

（1）阳明胃经，是阳气生发的关键经络

“胃足阳明之脉……下膈，属胃，络脾……是动则病，洒洒振寒，善呻数欠，颜黑……大腹水肿，膝膑肿痛……气不足，则身以前皆寒栗，胃中寒则胀满。”（《灵枢·经脉》）患者精神疲倦、面色少华、声音低沉、少气懒言、水肿、腹部冰冷，皆与胃经问题密切相关。

（2）脾经主运化水谷

“脾足太阴之脉……入腹，属脾，络胃……是动则病，舌本强，食则呕，胃脘痛，腹胀善噫……”（《灵枢·经脉》）患者恶心欲呕、纳差、腹部欠软、呃逆，皆与脾经问题密切相关。

三、选穴总结

1. 温补脏腑选穴

肺俞（顺时）、脾俞、胃俞、肾俞。

2. 通经络选穴

太溪（顺时，肾经原穴）、太白（脾经原穴）、冲阳（胃经原穴）。

四、治疗操作

以持续温和的“少火”，慢慢渗透，温濡经脉，温补正气，固护元气。

1. 升阳开穴

灸法开穴，即以行气摆尾灸法，自上而下分节段匀速温灸背部督脉、膀胱经，以皮肤微红透热为度，解表通阳；以悬定灸、回旋灸补法，温灸大椎，温通阳气。

2. 温补脏腑

以持续温和的“少火”，温濡脏腑气血。

顺时固脏腑元气，即根据发病时令白露节气，重点温灸背俞穴（肺俞）。

根据脏腑辨证，温通重点经穴：脾俞、胃俞、肾俞。

3. 温通经络

顺时固经络元气，即根据发病白露节气，选取肾经原穴（太溪），悬定灸补法。

根据经络辨证，温通脾经原穴（太白）、胃经原穴（冲阳），悬定灸补法。

4. 泻实调和

最后吹红火头，以雀啄灸法泻足心涌泉，清泻余热，调和全身经脉。

五、效果观察

患者第一次治疗后，患者自觉恶心呕吐症状可稍缓解。经过3次治疗后，患者无诉呃逆，恶心呕吐基本改善，纳可，少许头晕乏力，双下肢水肿较前减轻，解软便1次，为褐色。继续2次治疗后，患者无诉呃逆、恶心呕吐，纳可，无头晕乏力，双下肢无水肿，解软便2次，色黄。

六、应用心得

本患者年岁已高，肾气不足，脏腑功能衰退，脾胃虚寒、脾虚运化失司，胃气上逆，而发恶心呕吐，故温通脏腑、固护元气是扶正祛邪的关键。

自然条件下的呕吐也是身体的一种正常排病反应，治疗时应避免盲目使用止呕药，使痰湿浊邪不能及时排出而致病重。需谨慎调护脾胃之气，同时避免过多使用滋补药物，反而加重脾胃负担。

恶心呕吐与肠胃相关，病位在内，在经络辨证中归属地部（肺经、大肠经、胃经、脾经），是人体饮食消化代谢与出入平衡的基础。更深入精要地探索经络脏腑辨证，可参照“第七章第二节”。

第七节 失眠

一、病史简述

邓某，女，62岁，因“因乏力、眠差1月余”，于2021年3月9日（卯月惊蛰）初诊。

患者1月前因工作压力大出现失眠，乏力，情绪低落，3天前自觉感冒未行系统治疗，自行服药处理，失眠症状未见缓解。入院症见：神清，疲倦，乏力，无口干口苦，无发热恶寒，无咳嗽咳痰，胃纳差，寐差，易醒，每晚仅能睡3小时，小便量可，夜尿2～3次，尿中夹泡沫，大便调；舌淡红，苔白腻，脉弦滑。

T 36.1 ℃，P 76 次 / 分，R 18 次 / 分，BP 146/83 mmHg，身高 160 cm，体重 63 kg。患者 1 年前诊断慢性肾脏病 5 期，发现肌酐升高 9 月余，因未规律治疗，且拒绝肾脏替代治疗；既往高血压、糖尿病病史 20 余年；否认家族遗传病史；否认药物、食物过敏史。

中医诊断：①失眠证（肝气郁滞）；②慢性肾衰竭（脾肾阳虚）。

西医诊断：①睡眠障碍；②慢性肾脏病 5 期。

【四诊摘要】

望诊	患者神清，精神疲倦，表情无特殊；贫血貌，未见黄染、潮红及出血点，未见特殊面容；发育营养中等，形体正常；舌淡红，苔白腻。
闻诊	未闻及呃逆、哮鸣、呻吟等异常声音；未闻及特殊气味。
问诊	疲倦乏力，胃纳差，寐差，易醒，每晚仅能睡 3 小时，小便量可，夜尿 2～3 次，尿中夹泡沫，大便调。
切诊	头侧耳上可触及经脉郁结；脉弦滑。

二、辨证论治

1. 顺时固元

（1）卯月发病

患者发病时令为惊蛰，正处卯月，手阳明大肠经当旺，顺时选取其原穴（合谷）。

（2）地支寅藏天干乙

对应肝脏，顺时取其背俞穴（肝俞）。

2. 脏腑辨证

（1）肝主疏泄

患者中年女性，因工作压力大，情绪压抑而起病，情绪低落、脉弦皆为肝气郁结之征。

（2）脾主运化，肝木克脾土

肝木之气压抑，直接克制脾土，疲倦乏力、咳痰、苔白腻、脉滑皆为脾虚湿困之征。

（3）心藏神

心主神明，如脾虚生化乏源，营血亏虚，不能奉养心神，心神失养不安而失眠。另外，感冒伴随的不适症状导致患者心神受扰而致寐差。

（4）肾主水

患者慢性肾脏病史，夜尿多、尿中夹泡沫为肾气亏虚，水液代谢失常之征。

3. 经络辨证

气郁起病，病位属半表半里，属人部（心包经、三焦经、胆经、肝经）。

（1）心包替心受邪

"心主手厥阴心包络之脉，起于胸中，出属心包络……是主脉所生病者，烦心，心痛……"（《灵枢·经脉》）患者情绪低落、失眠，与心包经问题密切相关。

（2）胆经与情绪相关

"胆足少阳之脉，起于目锐眦，上抵头角，下耳后……是动则病，口苦，善太息，心胁痛，不能转侧……"（《灵枢·经脉》）患者因工作压力大起病，头侧耳上可触及经脉郁结与胆经问题密切相关。

三、选穴总结

1. 温补脏腑选穴

肝俞（顺时）、脾俞、心俞、肾俞。

2. 温通经络选穴

合谷（顺时，肺经原穴）、大陵（心包经原穴）、丘墟（胆经原穴）。

四、治疗操作

以持续温和的"少火"，慢慢温透，温濡经脉，温补正气，固护元气，祛风解表。

1. 升阳开穴

灸法开穴，即以行气摆尾灸法，自上而下分节段匀速温灸背部督脉、膀胱经，以皮肤微红透热为度，解表通阳；以悬定灸、回旋灸补法，温灸大椎，温通阳气。

2. 温补脏腑

以持续温和的“少火”，温濡脏腑气血。

顺时固脏腑元气，即根据发病时令惊蛰节气，重点温灸背俞穴（肝俞）。

根据脏腑辨证，温通重点经穴：脾俞、心俞、肾俞。

3. 温通经络

顺时固经络元气，即根据发病惊蛰节气，选取大肠经原穴（合谷），悬定灸补法。

根据经络辨证，温通心包经原穴（大陵）、胆经原穴（丘墟），悬定灸补法。

4. 泻实调和

最后以雀啄灸法泻掌心劳宫，泻出余热，调和畅顺周身经络气血。

五、效果观察

患者第一次治疗后，虽然仍有失眠，但是夜间睡眠时间延长，自觉疲倦乏力稍改善，胃纳好转。继续治疗 3 次后，患者自觉乏力感明显改善，胃口及睡眠明显改善，排尿较前有力，夜尿每晚 1～2 次，尿中泡沫较前少许改善。继续巩固 1 次治疗后，患者无乏力感，胃纳可，睡眠可，排尿有力，夜尿每晚 1～2 次，夹有少许泡沫。

六、应用心得

患者年过六旬，脾肾之气渐虚，久居岭南之地，湿邪内蕴，久而成瘀，久病耗气伤肾，气虚无力推动血行，内阻脉络而出现乏力。患者情绪低落，思虑过多，损伤心脾，心血暗耗，神不守舍，脾虚生化乏源，营血亏虚，不能奉养心神，心神失养或不安，神不守舍而失眠。

患者气郁起病的病位在半表半里，经络辨证归属人部（心包经、三焦经、胆经、肝经），此四条经络当旺时辰皆在晚上，是“阳气入阴”安眠的重要时期，对睡眠有重大影响，是人体气机疏泄、和顺的关键。更深入精要地探索经络脏腑辨证，可参照“第七章第二节”。

第八节 乳腺增生

一、病史简述

翟某，女，24岁，因“发现双乳经前胀痛不适，左乳肿物”，于2020年4月6日（辰月清明）初诊。

患者半年前开始发现经前双乳胀痛不适，无红肿热痛，未予重视，2020年4月6日于当地医院就诊，查乳腺B超显示右乳符合乳腺影像报告和数据报告（Breast Imaging-Reporting and Data System, BI-RADS）Ⅱ级，左乳符合BI-RADS Ⅲ级改变，双乳乳腺增生。为求系统治疗，门诊拟“左乳肿物、双乳乳腺增生”于2020年4月12日收入院治疗。入院症见：患者神清，精神稍紧张，乏力，怕冷，双乳胀痛，左乳可触及肿物，局部无红肿热痛，纳寐可，二便调；舌淡红，苔薄白，脉弦。

T 36.3 ℃，P 68次/分，R 18次/分，BP 96/63 mmHg，身高162 cm，体重53 kg。既往体健，否认高血压、冠心病、糖尿病、肾病等内科疾病史；否认肺结核、肝炎等传染病史；否认外伤、输血、中毒及手术史。否认家族遗传病史，否认药物、食物过敏史。

中医诊断：乳癖（肝郁气滞）。

西医诊断：①乳腺纤维瘤（左侧）；②乳腺增生（双侧）。

【四诊摘要】

望诊	神清，精神稍紧张，乏力，双乳局部无红肿热痛，发育正常，形体如常；未见特色面容，无肌肤甲错；舌淡红，苔薄白。
闻诊	语言清晰，呼吸正常，未闻及呃逆、哮鸣、呻吟等；未闻及特殊气味。
问诊	情绪紧张，乏力，双乳胀痛，怕冷，纳寐可，二便调。
切诊	左乳可触及肿物；脉弦。

二、辨证论治

1. 顺时固元

（1）辰月发病

患者发病时令为清明，正处辰月，足阳明胃经当旺，顺时选取其原穴

（冲阳）。

（2）地支辰藏天干戊

对应胃腑，顺时取其背俞穴（胃俞）。

2. 脏腑辨证

（1）肝主情志

患者年轻女性，平素生活压力较大，易致情志不畅，肝气不舒，故见精神紧张、脉弦。

（2）肝气郁结

肝气郁滞，“肝气输布于胁肋”，故见乳房胀痛；久而化结，故致乳腺增生。

3. 经络辨证

病情与情绪相关，病位在半表半里，属人部（心包经、三焦经、胆经、肝经）。

（1）胆经循行胸胁，与胸胁痛密切相关

“胆足少阳之脉……以下胸中，贯膈，络肝、属胆，循胁里，出气街……其直者，从缺盆下腋，循胸，过季胁……是动则病，口苦，善太息，心胁痛，不能转侧……”（《灵枢·经脉》）患者精神紧张、乳房胀痛、脉弦与胆经循行及“是动病”密切相关。

（2）肝经布胁肋，与情绪相关

“肝足厥阴之脉……挟胃，属肝，络胆，上贯膈，布胁肋……是主肝所生病者，胸满，呕逆……”（《灵枢·经脉》）患者乳房胀痛、胸部结节与肝经循行及“是动病”密切相关。

三、选穴总结

1. 温补脏腑选穴

胃俞（顺时）、肝俞。

2. 温通经络选穴

冲阳（顺时，胃经原穴）、丘墟（胆经原穴）、太冲（肝经原穴）。

四、治疗操作

以持续温和的“少火”，慢慢温透，温濡经脉，温补正气，固护元气，祛

风解表。

1. 升阳开穴

灸法开穴，即以行气摆尾灸法，自上而下分节段匀速温灸背部督脉、膀胱经，以皮肤微红透热为度，解表通阳；以悬定灸、回旋灸补法，温灸大椎，温通阳气。

2. 温补脏腑

以持续温和的“少火”，温濡脏腑气血。

顺时固脏腑元气，即根据发病时令清明节气，重点温灸背俞穴（胃俞）。

根据脏腑辨证，温通重点经穴：肝俞。

3. 温通经络

顺时固经络元气，即根据发病清明节气，选取胃经原穴（冲阳），悬定灸补法。

根据经络辨证，温通胆经原穴（丘墟）、肝经原穴（太冲），悬定灸补法。

4. 泻实调和

最后以雀啄灸法泻足心涌泉，清泻余热，调和全身经脉。

五、效果观察

患者第一次治疗后，患者乏力减轻，手足回温，乳房胀痛改善，继续治疗 2 次后，患者精神状态好，无乏力，心情愉悦，自诉无明显乳房胀痛不适。

六、应用心得

患者年轻女性，平素生活压力较大，易致情志不畅，肝郁气滞，肝经布胸胁，气郁化结，故乳腺增生；肝木克脾土，肝气犯脾，脾虚运化失司，痰湿内生，气滞痰凝，而致乏力。

经络辨证里，情绪气郁相关疾患的病位在半表半里，属人部（心包经、三焦经、胆经、肝经），这类患者往往伴随内分泌失调、郁结、失眠耳鸣等。更深刻精要地探索经络辨证，可参照“第七章第二节”。

第九节 黄褐斑

一、病史简述

刘某，女，31 岁，公司职员，因“面部起褐色斑片 3 年余，加重 1 周”于 2020 年 3 月 20 日（卯月春分）初诊。

近 3 年前发现面颊部出现片状黄褐色斑片，深浅不一，边界清楚，形似蝴蝶，无痒痛不适，当时未予重视，间断门诊就诊，症状时轻时重，反反复复，且皮损面积逐渐扩大，累及额部。近期外出日晒后面部斑块颜色加深，症状加重，遂来院就诊。入院症见：神清，精神可，面部及额部大片褐色斑块，烦躁易怒，胸胁胀闷，月经量少，色暗红，有血块，行经腹痛，纳寐差，二便调，舌暗红，苔薄黄，脉弦。

T 36.9 ℃，P 78 次 / 分，R 20 次 / 分，BP 116/67 mmHg，身高 161 cm，体重 51 kg。既往体健，无其他内科疾病史，否认家族遗传病史。否认药物、食物过敏史。

中医诊断：黧黑斑（肝郁气滞）。

西医诊断：黄褐斑。

【四诊摘要】

望诊	神清，精神可，面颊及额部大片黄褐色斑片，深浅不一，边界清楚，表面光滑；舌暗红，苔薄黄。
闻诊	言语流畅，呼吸正常，无咳嗽、呃逆等异常声音；未闻及特殊气味。
问诊	烦躁易怒，胸胁肋胀闷，月经量少，色暗红，有血块，行经腹痛，纳寐差，二便调。
切诊	皮疹处无肿胀突起；脉弦。

二、辨证论治

1. 顺时固元

（1）卯月发病

患者发病时令为春分，正处卯月，手阳明大肠经当旺，顺时选取其原穴

（合谷）。

（2）地支卯藏天干乙

对应肝脏，顺时取其背俞穴（肝俞）。

2. 脏腑辨证

（1）肝主情志

患者年轻女性，公司职员，烦躁易怒，胸胁肋胀闷，乃肝气郁结、忧思抑郁之象。

（2）肝主血

面部褐色斑块，乃肝气郁结，郁久化热、灼伤阴血，发于面部之象；月经量少，行经腹痛，乃肝失调达、气滞血瘀之象。

3. 经络辨证

病情与情绪相关，病位在半表半里，属人部（心包经、三焦经、胆经、肝经）。

（1）胆经循行面部，与气机郁滞相关

“胆足少阳之脉……其支者，别锐眦，下大迎，合于手少阳，抵于䪼，下加颊车……是动则病，口苦，善太息，心胁痛，不能转侧；甚则面微有尘，体无膏泽……”（《灵枢·经脉》）患者烦躁易怒、胸胁胀痛、面部黄斑亦与胆经循行及“是动病”密切相关。

（2）肝经循行面颊，与情绪相关

“肝足厥阴之脉……从目系下颊里，环唇内……是动则病……甚则嗌干，面尘脱色，是主肝所生病者，胸满，呕逆……”（《灵枢·经脉》）患者烦躁易怒、胸胁胀痛、面部黄斑与肝经循行及“是动病”密切相关。

三、选穴总结

1. 温补脏腑选穴

肝俞（顺时、辨证）。

2. 温通经络选穴

合谷（顺时，大肠经原穴）、丘墟（胆经原穴）、太冲（肝经原穴）。

四、治疗操作

以持续温和的“少火”，慢慢温透，温濡经脉，温补正气，固护元气，祛

风解表。

1. 升阳开穴

灸法开穴，即以行气摆尾灸法，自上而下分节段匀速温灸背部督脉、膀胱经，以皮肤微红透热为度，解表通阳；以悬定灸、回旋灸补法，温灸大椎，温通阳气。

2. 温补脏腑

以持续温和的“少火”，温濡脏腑气血。

顺时固脏腑元气，即根据发病时令春分节气，重点温灸背俞穴（肝俞）。

根据脏腑辨证，继续加强温通重点经穴：肝俞。

3. 温通经络

顺时固经络元气，即根据发病春分节气，选取大肠经原穴（合谷），悬定灸补法。

根据经络辨证，温通胆经原穴（丘墟）、肝经原穴（太冲），悬定灸补法。

4. 泻实调和

最后以雀啄灸法泻足心涌泉，清泻余热，调和全身经脉。

五、效果观察

患者第一次治疗后，患者颜面部褐色斑片未扩大，烦躁易怒、纳差症状有改善。继续治疗 3 次后，患者胸胁肋胀闷、行经腹痛及睡眠有所改善。颜面褐色斑片颜色稍有变淡。继续治疗 5 次后，患者颜面褐色斑片颜色变淡，额部斑片面积缩小，纳寐可，月经较前改善。

六、应用心得

患者年轻女性，公司职员，因工作压力，使患者肝气郁结，郁久化热，灼伤阴血导致面部褐色斑块；烦躁易怒，胸胁肋胀闷，乃肝气郁结、忧思抑郁之象；月经量少，行经腹痛，乃肝失调达、气滞血瘀之象。故治肝、调肝是治斑的关键。

经络辨证里，情绪气郁相关疾患的病位在半表半里，属人部（心包经、三焦经、胆经、肝经），此黄褐斑也不例外。人部经络在头循行于头侧部，为黄褐斑高发部位，胆经“是动则病……甚则面微有尘，体无膏泽”、肝经“是动则病……甚则嗌干，面尘脱色”，皆明确揭示了黄褐斑与肝、胆经密切相关。

第十节 尿频尿急

一、病史简述

秦某，女，66 岁，因“尿频尿急 11 天”，于 2020 年 12 月 10 日（子月大雪）初诊。

患者 11 天前突然出现尿频、尿急、尿痛，门诊口服左氧氟沙星抗感染治疗，症状缓解不明显，且全身乏力明显，纳差，遂来院就诊。入院症见：疲倦乏力，语声低微，头晕，有昏沉感，容易汗出，少许畏寒，腰膝酸软，口淡，纳寐差，尿频尿急，尿黄灼热，排尿无力感，大便稀溏；舌暗，边有齿痕，有瘀斑，苔腻微黄，脉沉细弱。

T 37.1 ℃，P 76 次 / 分，R 20 次 / 分，BP 102/65 mmHg，身高 156 cm，体重 57 kg。7 年前，外院体检尿常规提示尿蛋白阳性，波动于 +～++。既往体健，否认其他内科疾病史，否认家族遗传病史。否认药物、食物过敏史。

中医诊断：淋证（脾肾阳虚）。

西医诊断：①慢性肾炎综合征；②泌尿道感染。

【四诊摘要】

望诊	患者发育正常，形体偏胖，疲倦乏力；无肌肤甲错；舌暗，边有齿痕，有瘀斑，苔腻微黄。
闻诊	声音低微；无明显咳嗽，无哮鸣音；无异常气味。
问诊	疲倦乏力，头晕，容易汗出，少许畏寒，腰膝酸软，口淡，纳寐差，尿频尿急，尿黄灼热，排尿无力感，大便稀溏。
切诊	脉沉细弱。

二、辨证论治

1. 顺时固元

（1）子月发病

患者发病时令为大雪，正处子月，足少阳胆经当旺，顺时选取其原穴（丘墟）。

（2）地支子藏天干癸

对应肾脏，顺时取其背俞穴（肾俞）。

2. 脏腑辨证

（1）肾主水

肾失封藏、纳气之功，体内水液代谢失常，故见小便不利、尿频尿急。

（2）膀胱主贮存水液

膀胱五行属水，主贮存水液，气化后排出小便。小便问题与膀胱密切相关。

（3）脾气主湿

脾气虚弱，湿浊运化不利，体内痰湿壅盛，故见神疲乏力、纳差、舌边有齿痕、苔腻。

3. 经络辨证

体内水液代谢病位在里，属地部（肺经、大肠经、胃经、脾经）。

（1）肺经与小便问题密切相关

“肺手太阴之脉……气盛有余，则肩背痛，风寒汗出中风，小便数而欠；气虚，则肩背痛，寒，少气不足以息，溺色变。”（《灵枢·经脉》）患者怕冷、多汗、声音低微、尿频尿急、尿黄皆与肺经问题密切相关。

（2）脾经与水湿代谢密切相关

“脾足太阴之脉……是主脾所生病者，舌本痛，体不能动摇，食不下，烦心，心下急痛；溏瘕泄，水闭，黄疸……”（《灵枢·经脉》）患者纳差、腹泻、小便不利皆与脾经问题密切相关。

三、选穴总结

1. 温补脏腑选穴

肾俞（顺时，辨证）、膀胱俞、脾俞

2. 温通经络选穴

丘墟（顺时，胆经原穴）、太渊（肺经原穴）、太白（脾经原穴）

四、治疗操作

以持续温和的“少火”，慢慢温透，温濡经脉，温补正气，固护元气，祛风解表。

1. 升阳开穴

灸法开穴，即以行气摆尾灸法，自上而下分节段匀速温灸背部督脉、膀胱经，以皮肤微红透热为度，解表通阳；以悬定灸、回旋灸补法，温灸大椎，温通阳气。

2. 温补脏腑

以持续温和的“少火”，温濡脏腑气血。

顺时固脏腑元气，即根据发病时令大雪节气，重点温灸背俞穴（肾俞）。

根据脏腑辨证，温通重点经穴：肾俞、膀胱俞、脾俞。

3. 温通经络

顺时固经络元气，即根据发病大雪节气，选取胆经原穴（丘墟），悬定灸补法。

根据经络辨证，温通肺经原穴（太渊）、脾经原穴（太白），悬定灸补法。

4. 泻实调和

最后以雀啄灸法泻足心涌泉，清泻余热，调和全身经脉。

五、效果观察

患者第一次治疗后，患者全身疲乏好转，头晕减轻，仍有便溏，怕冷。继续 2 次治疗后，患者仍有少许疲乏，无头晕，汗出缓解，少许尿频，无尿急，解软大便，每日 2 次，黄褐色，味稍臭。巩固 2 次治疗后，患者诸症缓解，无疲乏，声音洪亮，胃纳好转，无尿频，尿液呈淡黄色，解成形大便，每日 1 次，色黄，无臭味。

六、应用心得

患者老年女性，肾气亏虚，肾失封藏、纳气之功，肾精不固，而出现蛋白尿、排尿无力。“邪之所凑，其气必虚”（《素问·评热病论》），湿热乘虚而入，循经下行至肾脏，湿热下侵机体，膀胱气化功能失调，而发为尿频、尿急、尿黄灼热。

尿频尿急在脏腑辨证里，归属于肾与膀胱，“肾主水”“膀胱主贮存水液”。但在经络辨证里，饮食水液代谢问题，病位在里，反而归属地部（肺经、大肠经、胃经、脾经）。本来归属肾水的问题，怎么变成与胃、肠相关了呢？其关键在于经络、脏腑是两套不同的辨证体系，不可混为一谈。肾经在经络辨证里的功能主要与“气降、阴寒”密切相关。在《黄帝内经》中，肾经的论述主要集中在“是动病”方面，与水液代谢直接相关的描述较少。例如，《素问·大奇论》中提到肾脉小搏沉时，会出现“肠澼下血，血温身热者死”，但并未明确提及小便或水液代谢问题。相比之下，地部经络（如肺经、大肠经、胃经、脾经）在水液代谢方面有更明确的描述，如《黄帝内经》提到肺经的病变可表现为“气盛有余……小便数而欠，气虚……溺色变”，说明肺经与小便的排泄密切相关；大肠经“是主津所生病者”，与津液的输布和排泄有关；胃经的病变可表现为“大腹水肿……其有余于胃，则消谷善饥，溺色黄”，直接涉及水液代谢和小便颜色的变化；脾经的“溏瘕泄，水闭，黄疸”等症状，均与水液的运化和排泄有关。此外，《黄帝内经》还明确阐述了水液代谢的生理过程，如“饮入于胃，游溢精气，上输于脾，脾气散精，上归于肺，通调水道，下输膀胱”，说明脾、胃、肺、膀胱等脏腑在水液代谢中起重要作用。

经络与脏腑两套辨证体系，临证时宜相互配合，相得益彰，方可全面整体了解疾患病因病机，具体参照“第七章第二节”，更深入理解探索经络脏腑辨证。

后 记

此为“二十四节气固元灸”第一本开山之作，历经5年的打磨，终于顺利跟大家见面了。编写过程中，遇到了许多艰辛与磨炼，导致书稿一拖再拖。对中医经络的热爱，是我们不竭前行的力量之源，顺时经络已成为我们日常生活的一部分，让我们一如既往，同心同力，冲破险阻。一切都是最好的安排，在此将《二十四节气固元灸》最精妙的内容得以全面展现给大家。

感恩医院领导的大力支持；感恩出版社鼎力相助；感恩所有支持我们的家人、亲友、老师及同道。

不忘讨论书稿编写的每一次会议，彻夜赶稿的每一个夜晚，

难忘每一次不够满意后卷土重来……一如既往，精益求精，坚定前行……

对中医经络的研究越深，越能感受到老祖宗智慧的高超；弘扬传统中医经络的路走得越远，越能感受到其意义的深远；简单如一，一如既往地向前探索，没有终点！

祈愿：风调雨顺，国泰民安；身心畅通，自在安康！

甲辰年　戊辰月

春三月　固元选穴图表

<table>
<tr><th>节气</th><th>经络固元</th><th>脏腑固元</th></tr>
<tr><td>寅月
立春
雨水</td><td>太渊（肺经）
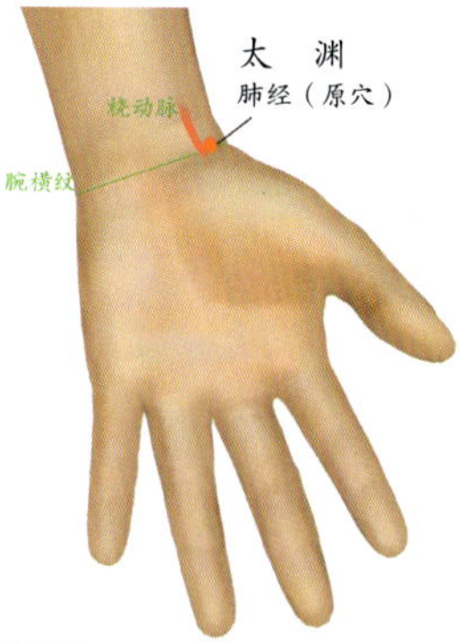
</td><td>胆俞（甲木）
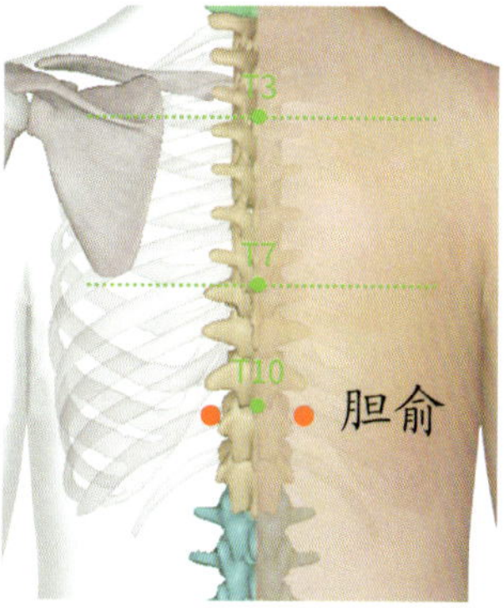
</td></tr>
<tr><td>卯月
惊蛰
春分</td><td>合谷（大肠经）
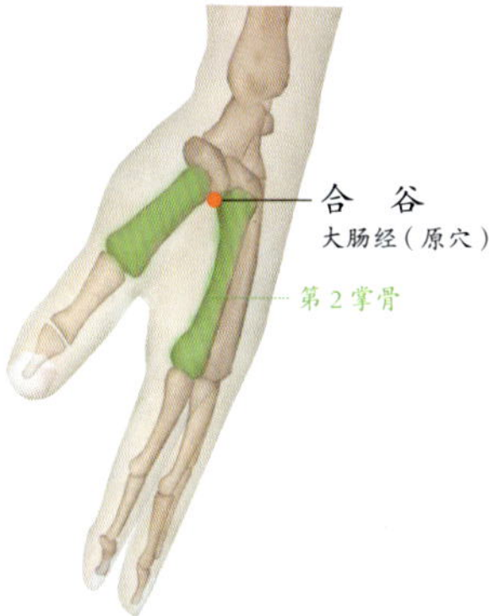
</td><td>肝俞（乙木）
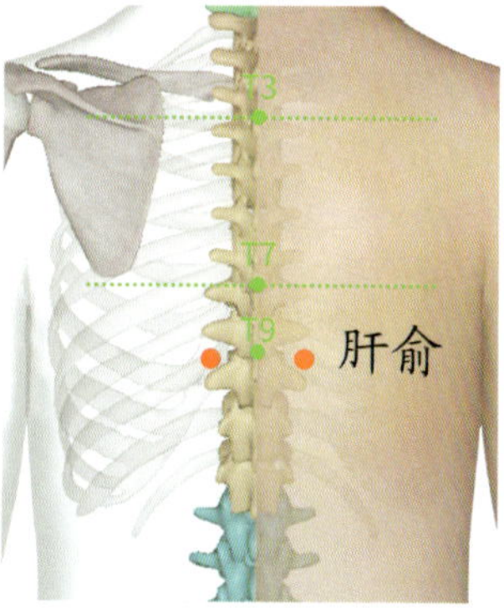
</td></tr>
<tr><td>辰月
清明
谷雨</td><td>冲阳（胃经）
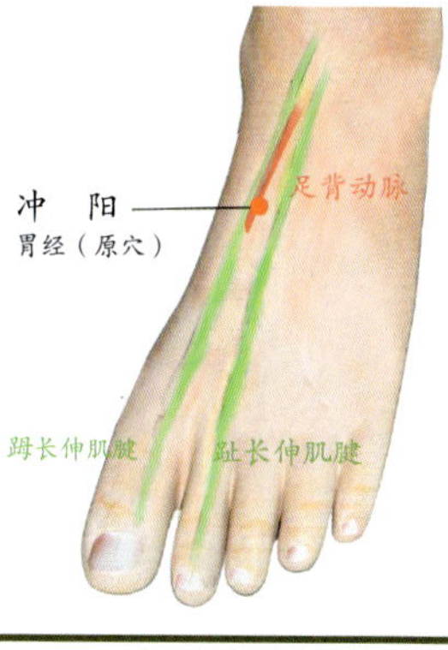
</td><td>胃俞（戊土）
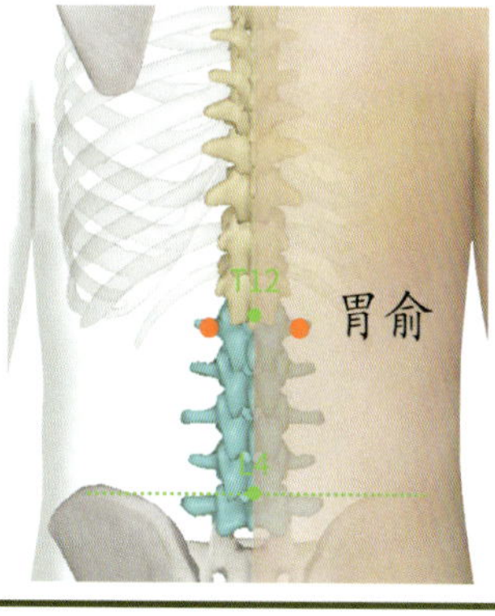
</td></tr>
</table>

夏三月　固元选穴图表

<table>
<tr><th>节气</th><th>经络固元</th><th>脏腑固元</th></tr>
<tr><td>巳月
立夏
小满</td><td>太白（脾经）
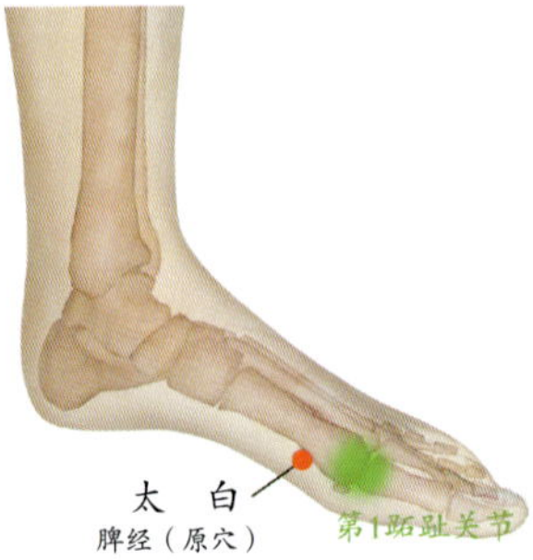
</td><td>小肠俞（丙火）
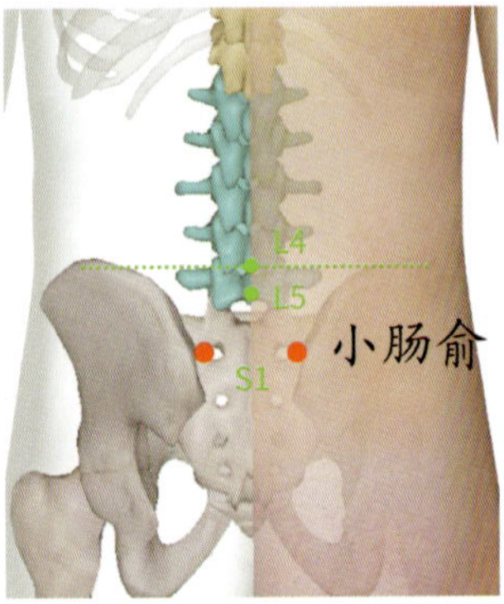
</td></tr>
<tr><td>午月
芒种
夏至</td><td>神门（心经）
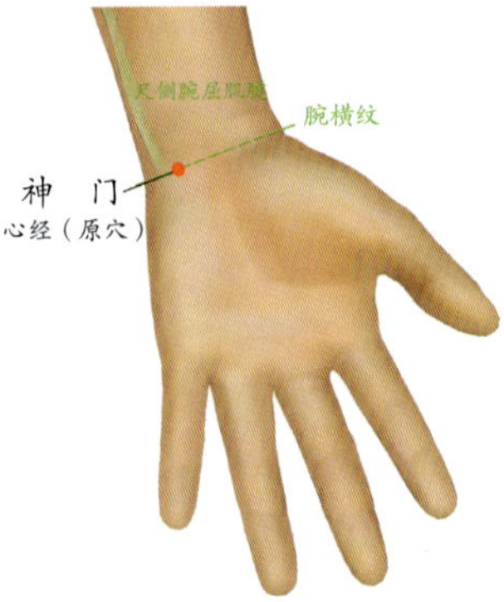
</td><td>心俞（丁火）
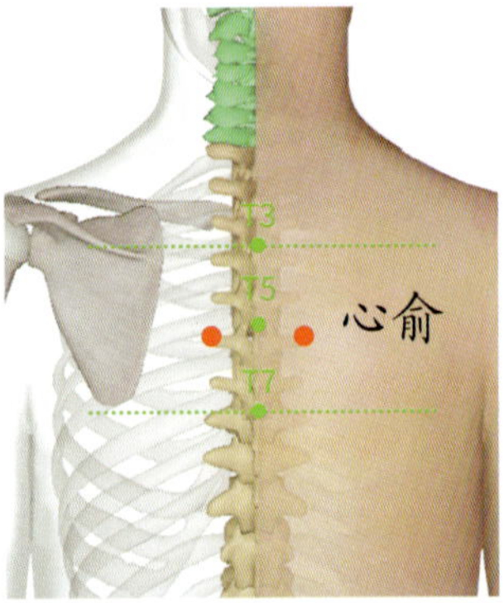
</td></tr>
<tr><td>未月
小暑
大暑</td><td>腕骨（小肠经）
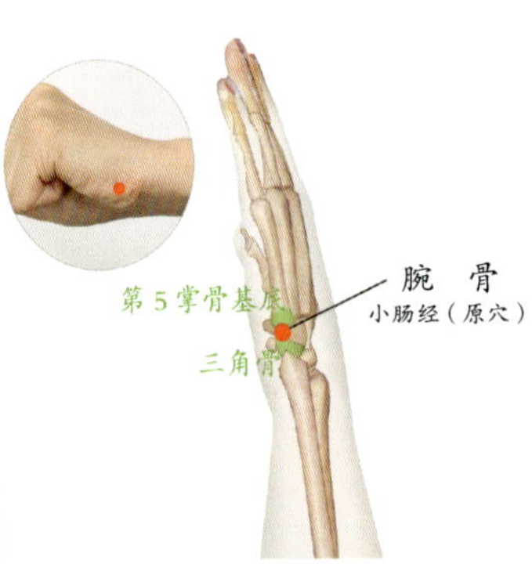
</td><td>脾俞（己土）
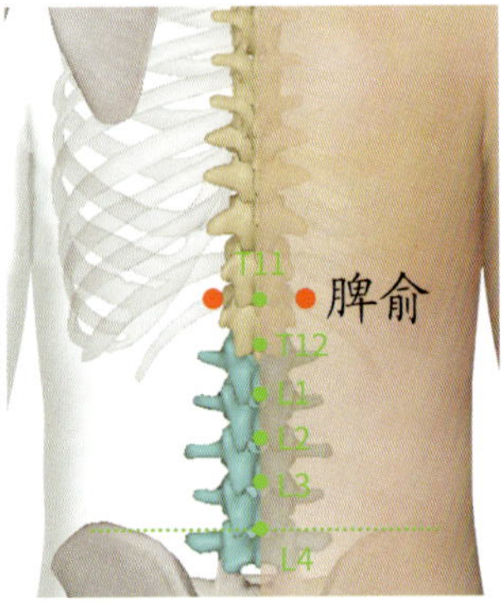
</td></tr>
</table>

秋三月　固元选穴图表

<table>
<tr><th>节气</th><th>经络固元</th><th>脏腑固元</th></tr>
<tr><td>申月
立秋
处暑</td><td>京骨（膀胱经）
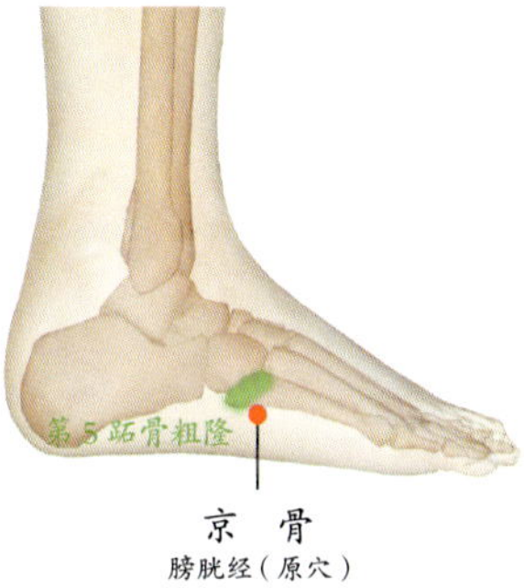</td><td>大肠俞（庚金）
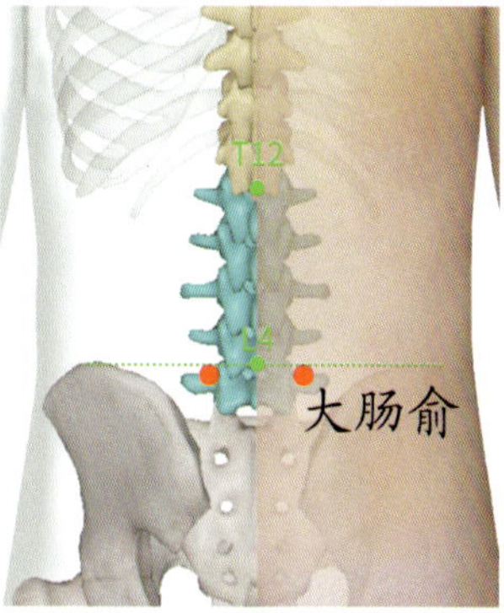</td></tr>
<tr><td>酉月
白露
秋分</td><td>太溪（肾经）
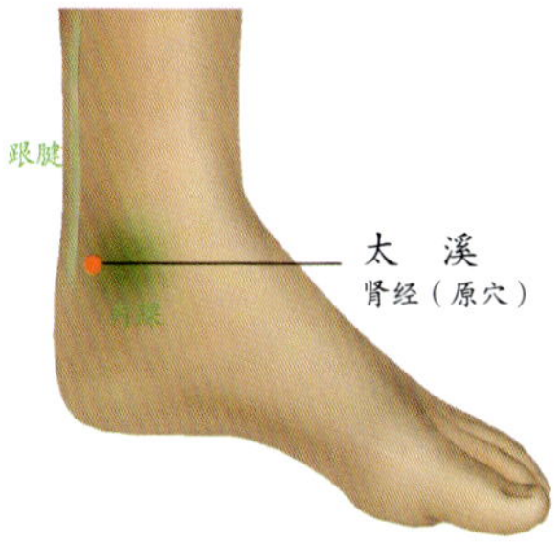</td><td>肺俞（辛金）
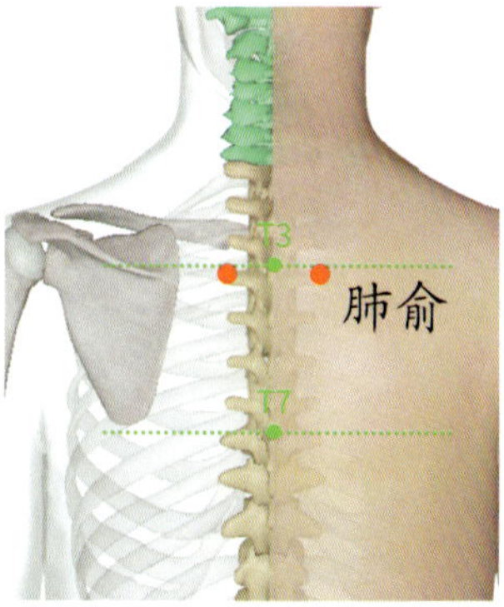</td></tr>
<tr><td>戌月
寒露
霜降</td><td>大陵（心包经）
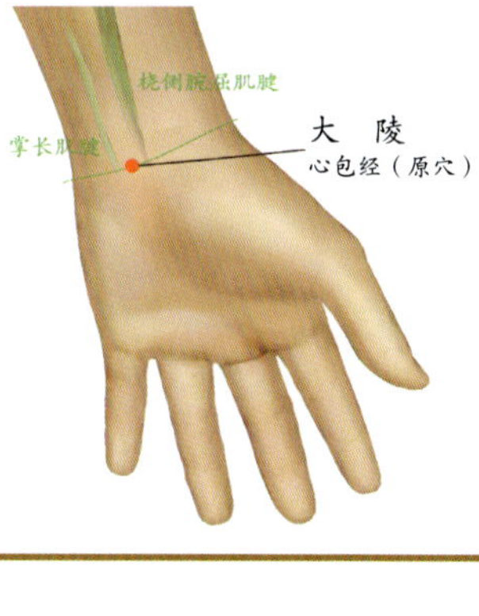</td><td>胃俞（戊土）
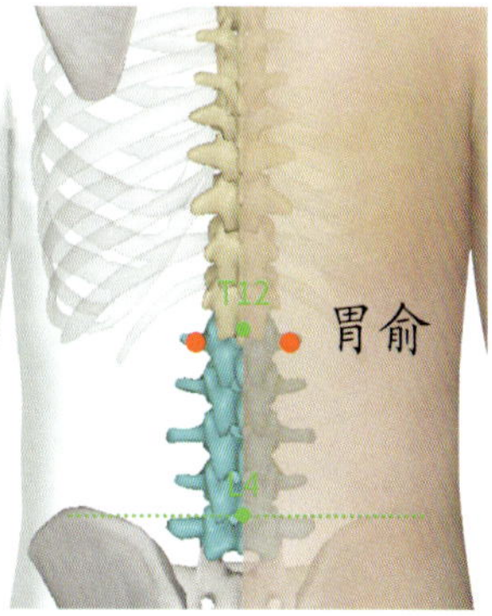</td></tr>
</table>

冬三月　固元选穴图表

节气	经络固元	脏腑固元
亥月 立冬 小雪	**阳池**（三焦经） 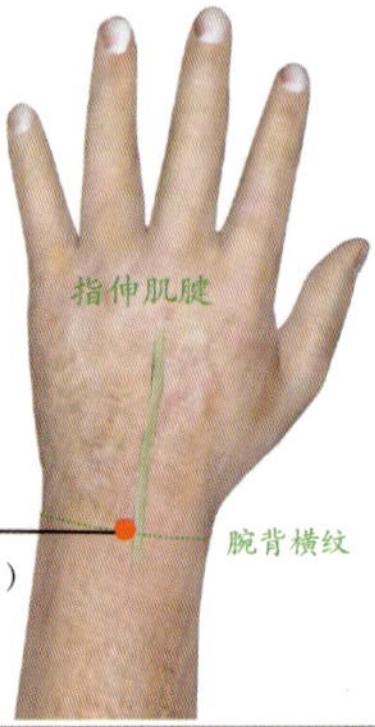 	**膀胱俞**（壬水） 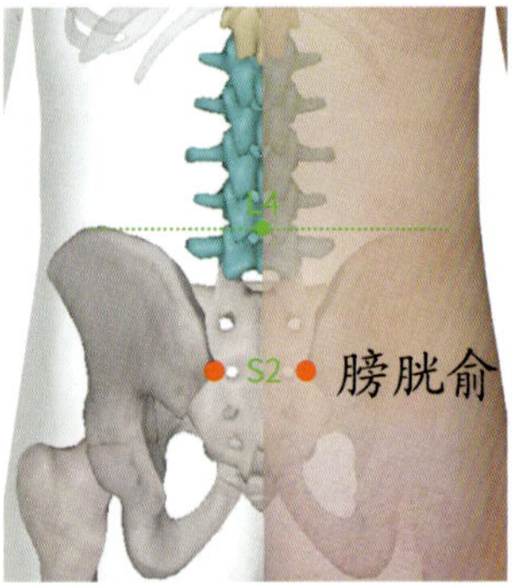
子月 大雪 冬至	**丘墟**（胆经） 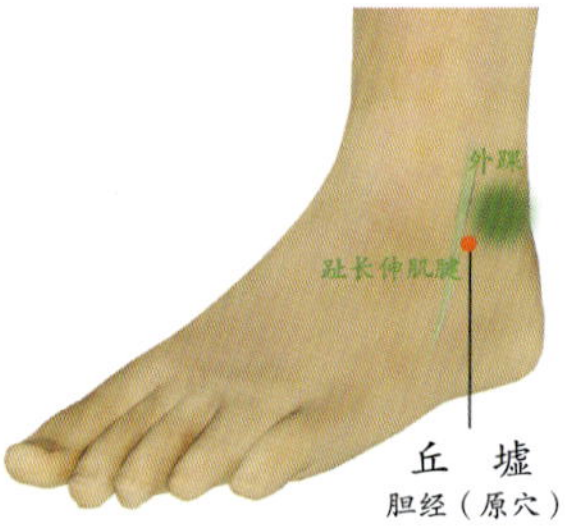 	**肾俞**（癸水） 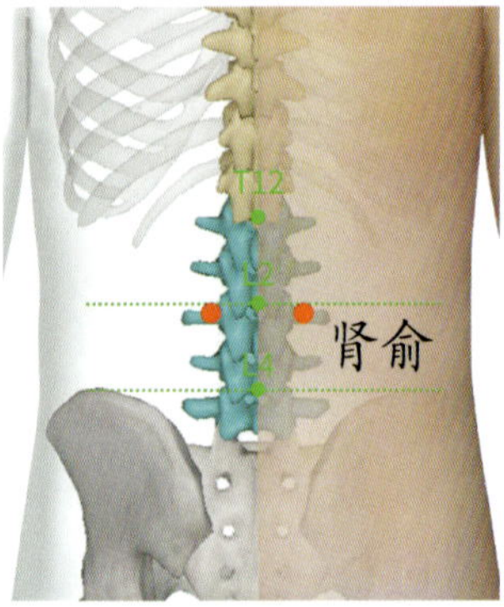
丑月 小寒 大寒	**太冲**（肝经） 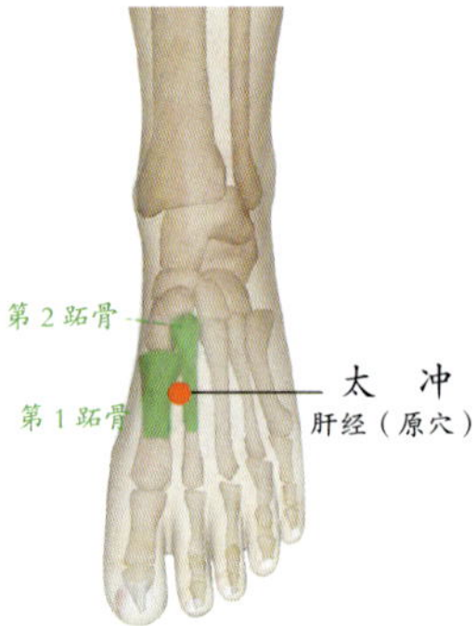 	**脾俞**（己土） 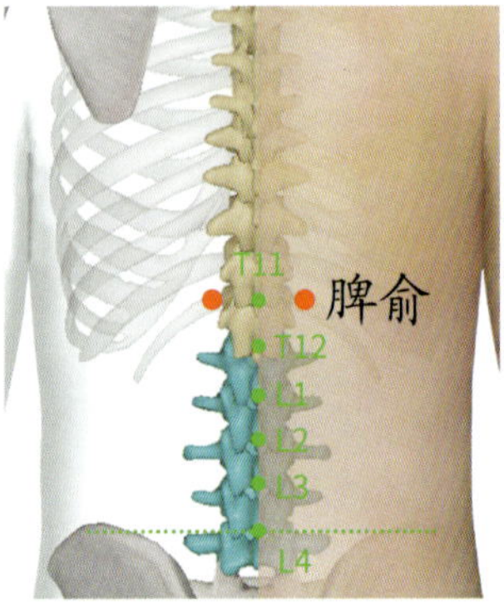